うつは自分で治せます。

まえがき

# うつ病は完治できる

うつ病は、今や日本の国民病になってしまいました。

つまり、「まともな感性を持った人間なら、うつ病になってしまう」ような、そんな環境がそこかしこにあるということです。

それにもかかわらず、「こうすればうつ病は治る」、とか「こんなことに気を付ければうつ病にはならない」、という確たる情報や声明がどこからも出されていないのは、何とも心細い限りです。

**本書の題名が示すとおり、「うつ病は治る」と言えます。**

一般的には、うつ病は治っても心の脆弱性が残るとか、再発しやすいなどと言われています。

そんなことを言われたら、一所懸命に治そうとする気持ちが砕かれてしまいそうです。

でも、本当は違うのです。

うつ病が治った後は、脆弱性が残るとか、再発しやすいなどということはありません。

しかも、どこかに特効薬があるとか名医がいるとかいう話ではないのです。

**うつ病は、あなた自身の力で完治させることができます。**

**本書に書かれているのは、うつ病を自分自身で完治させる方法です。**

もちろん、本書を読み進めることができないほど気分が深く落ち込んでしまっている方は、是非早い時期に専門医か腕利きの心理カウンセラーをお訪ねください。

でも心は、その人自身そのものです。

できることなら、誰かに頼るのではなくて、自分で改善したいと思いませんか。

本書の題名は、『うつは自分で治せます。』となっていますが、実は同じやり方で軽いうつ状態ややる気の無くなった状態、不登校、引き籠り……、要するに、**元気だったころと違う、困った心の状態になった方に広く効果を発揮する**ことが書かれています。

あなたがうつ病を完治させたあとで、周囲の困っている人たちに教えてあげてください。

一人でも多くの方に、新しい心理学による、新しい「うつ病の治し方」を広めていきたいと心の底から思っています。

吉家重夫

もくじ

まえがき　うつ病は完治できる……3

第一章　「うつ」が今まで治らなかった方へ

新しい心理学の時代……12
一〇年治らなかったAさん……16
一〇人のセラピストを回って来たBさん……21
うつ病を自分で治す……26
統一場心理学の大きな特徴……30

第二章　従来の方法との決定的な違い
二回の再発、三回目の完治……Cさんの場合……34
根本原理が決め手になる……36
効果を確実なものにするために……41
原理から導かれる五つの決め手……46
第三章　第一の決め手　―ホッとする―
取り敢えず動く余地を作る……52
Dさんを変えた図解……55
さまざまな方法……59
ホッとすると知恵が働く……62

第四章　第二の決め手　—今に生きる具体的な方法—

なぜ、今に生きられないか……68
基本的な方法……71
Eさんでもできた方法……73
さらに簡単な方法……76

第五章　第三の決め手　—踏み固めの法則—

良い気分へ向かう「毎日記録」……82
嫌な気分への積極的な冒険……86
受け入れたFさん……88
治療と予防の両方に効果的……91

## 第六章　第四の決め手 ―大ボスを倒す秘策―


自分のパターンを増やす …… 96
一つの例 …… 100
背景を変える …… 104
Gさんは、トラウマも解消した …… 106


## 第七章　五人の治癒物語


重症だったHさん …… 112
地面が傾くJさん …… 118
多重人格者？ のKさん …… 123
ご両親が教育者のLさん …… 130
被害妄想のMさん …… 137

第八章　第五の決め手　―立場を変える―

もう一人の「私」に説明してみる……149
説明する練習……152
合わせ技を教える……157

第九章　どんな人生を生きたいですか

治る寸前は、だれでも怖い……162
まだ治らない？……165
心理カウンセラーになったNさん……168
どんな人生を望みますか……172

おわりに　さらに詳しく知りたい方のために……179

# 第一章

# 「うつ」が今まで治らなかった方へ

## 新しい心理学の時代

**本書には、自分でうつ病を治す方法が書かれています。**

「そんなことができるなら、誰も苦労はしない。病院の精神科や心理カウンセラーに何年も通っていて、それでも治らないのに、そんなことできる訳がない」

そう思われる方もいらっしゃるに違いありません。

でもそれは、従来の心理学、従来の心理カウンセリングの話ではないでしょうか。

**これから皆さんが読み進める内容は、まったくそれとは異なるものです。本章を読むだけでも皆さんは、これからご自身に何が起きるのか、予感できるかもしれません。**

従来の心理学や心理カウンセリングの理論では、心そのものの構造が明らかになっていませんでした。そのためこれらの分野では、手探りの断片的な経験則によって考えが押し進められてきたのです。

経験則というものは、状況が変わるたびに新しい法則が生まれます。どんどん増えていき、無数の学説が並立する傾向があるのです。少し大きな書店の心理学のコーナーに行くと、いくつもの棚に多数の心理学関連の書籍が並んでいるのは、そうした事情によるものです。

経験則を役立てるためには、無数の法則を覚えなければなりません。それで従来の心理学や心理カウンセリングは、プロに任せるしかなかったのです。

でも、それで問題は解決したでしょうか。国民病とさえ言われているうつ病について、「こうすれば治る」とか「こうすればうつ病にならない」などと言った、公的なキャンペーンでもご覧になったことはありますか。

**そもそも基本的な考え方が違っているのです。**

これまでは、「うつ病はダメで、早く元の自分に帰ろう」という考え方が主流でした。ほとんどの方が、「能力三」しかなくなってしまった「うつ病の私」から早く逃れて、「能力三」の私を「能力七」の「以前の私」にもどさなければいけないと考えていたと思います。はたして「うつ病の私」の能力を、「能力三」から「能力七」へと変えることなどできるのでしょうか。うつ病のあなたにとって、これは途方に暮れるほど難しい問題ではありませんか。

この考え方で進めていくと、実は、何度もうつ病が繰り返されてしまいます。

**そうではないのです。「能力三」の「うつ病の私」と、今もきちんと存在している「能力七」の「以前の私」を統合して、そこに「能力一〇」の私を出現させることこそ完全に健康を取り戻す方法なのです。**つまり、「能力三」の「うつ病の私」だけでは社会生活を続けることも難しいかもしれませんが、「能力七」の「以前の私」に吸収統合されれば、立派に「能力三」は活かすことができるのです。

そんな便利な方法があるのだろうかと疑問に思われますか？

**本書には、その具体的な方法が書かれています。その実現のために、新しい心理学が生まれたのです。**

私は、心の問題を抱えた皆さんが、自分で問題を解決できるようにならないだろうかと、二五年間研究を続けてきました。

それが心そのものの構造と原理を解き明かした理論、**「統一場心理学《とういつばしんりがく》」**やそれを実践するための**「量子脳《りょうしのう》メソッド」**です。これは、断片的な経験則の集まりではなくて、問題を抱えた方が、考えれば解決できるという一貫性のある理論なのです。

この理論によって、誰にでも理解できて自分で対処できる、極めて単純明快なノウハウが生まれました。

量子などというと、ひどく難しいことのように感じるかもしれませんが、ほとんどすべての心の状態を図解してお見せできますので、どなたにでも容易に理解していただけると思います。

つまり、量子脳メソッドは、

**一 すべてを図解する、見える心理学です。**

**二 問題の原因と解決方法が、考えれば分かる心理学です。**

図を見ながら考えるという、驚くほど分かりやすくて便利な理論なのです。

今回は、うつを解消するために書きました。

でも本書は、実は、それ以上の働きを持っています。

皆さんは、本書をお読みになることで、**うつ病を克服することはもちろんのこと、さらに、今後遭遇するであろう人生のさまざまな心の問題に、上手に対処する方法も身に付けていただけると思います。**

ゆっくりと読み進めていってください。

# 一〇年治らなかったAさん

Aさん（女性・三五歳）が来所されたのは、今から二〇年ほど前のことでした。初めてお会いしたときのAさんは、残念ながらかなり重いうつ病になっておられました。お聞きしたところ、一〇年ほど前から病院の精神科に通われ、同時に心理カウンセラーのお世話にもなってきたとのこと。

可愛らしい顔も暗い表情に包まれ、うつむき加減で、これまでの一〇年間の思いが刻まれているように見えました。私と話をする間も、ずっとボーッとしています。大量の向精神薬を処方されているとのことでした。

私は、一瞬、引き受けるべきかどうか迷いました。当時、まだまだ未熟だった私に、どこまで対処できるか分からなかったからです。

でも、私に決断させる一言がありました。

「Aさん、治りたいですか？」

という私の問いかけに、

「絶対に、治りたいです。……絶対に治りたいです」

まったくぶれない、きっぱりとした答えが返ってきたのです。その後、何回お聞きしても、この点でぶれたことはありませんでした。

心に問題を抱えた相談者の多くは、なかなか自分の意思を明確に示すことが難しいものです。

でも、Aさんは違いました。

「Aさん、分かりました。お引き受けします。でもね、Aさん。もしここに半年通われてまったく効果がなかったら、私は無力です。そのときは他のカウンセラーを探していただくか、私がご紹介しますね。もちろん、半年後に確かな効果が実感できたら、さらに続けることも、そこで良しとして終わりにすることもご自由です」

私が前もってこんなことを言うのは、自分の力の及ばない相談者を無駄に引き止めてしまうことで、彼ら、彼女らの貴重な人生の時間を無駄にさせたくないからなのです。また、半年過ぎてからこんなことを言うと、「捨てられた」と勘違いしてしまう可能性すらあります。

幸運なことに、これまで真面目に通ってくださった相談者の中で、「効果が無かったから」

と言って去って行かれた方はおりません。

私は、Aさんにとっての二五歳からの一〇年間について思いを巡らします。それは、一般的には人生で一番楽しい活動的な年月だったはずです。「効果がないなら一〇年間も自分のところに引き止めておくなよ」と言いたい。そんな権利など、私たちセラピストにはないと思っている私には、何とも言い難い思いがありました。

それでもAさんを引き受けることは、当時の私にとっては、かなりの覚悟を必要とする決断でした。

担当医の許可を頂き、ご家族ともお会いして、カウンセリングをスタートしました。医師もご両親も、Aさんについてはもう諦めておられます。それでも諦めないAさんを見て、私は引き受けて良かったと思いました。

私は一回のカウンセリングを九〇分に設定しています。

しかし、Aさんはゆっくりと小さな声で話すのがやっとですし、三〇分もすると「眠くなりました」と言って、うつらうつらしてしまいます。

私は、未完成ではあったものの**「量子脳メソッド」**のすべてを投入して、全力で心理カウンセリングを進めました。

最初のころ、さすがに微々たる変化しか見られませんでしたが、数ヵ月すると、九〇分、フルにカウンセリングができるようになりました。私は、本書に書いてある**「第一の決め手」**と**「第二の決め手」**、そして**「第三の決め手」**までを駆使して、仕事を進めていきました。するとどうでしょうか。

半年めを迎えるころには、Aさんが、ときどきではありましたが、「ふふふ」と笑うようになってきたのです。

私が「何とかなる」という確信を持ったのはこの時期でした。

一年を過ぎるころには、ご自身の人生設計ができるまでになってきました。今まで真っ暗だったはずの「将来」について、堂々とご自身の気持ちを語るAさんは、輝いて見えました。

今思い出しても、二年間、本当に頑張ってくれたと思います。うつ病の方の心は、大海に舞う木の葉のような気分になりやすいのです。随分前に進んだと思っていると、あっという間に押し戻されたように錯覚してしまいます。でも、諦めることさえなければ、必ず目的地に到着できるのです。

そのための方法は、本書に書いてあります。

そしてある日、一本の電話が掛かってきました。

「先生、就職試験、合格しました」

電話の向こう側で、Aさんの声が泣いていました。でも、私の方がもっと泣きたい気分でした。彼女の声を聞きながら、私自身「生きていて良かった」と思ったからです。

それから数日後に、紅茶とケーキで祝杯を挙げました。私は、両肩からとても重い荷物を下ろすことができました。

でも、話はここで終わりではないのです。

それから三年後、久しぶりにAさんから電話がありました。

「先生、プロポーズされちゃいました」

大変失礼なのですが、私は一瞬、まさかと思ってしまったのです。

でもそれは、嘘でも冗談でもありませんでした。

五年前に初めて来所されたころのAさんの姿が、私の脳裏にしっかりと焼き付いていました。でも、もうAさんは、別人になっていたのです。

数ヵ月後に「結婚しました」という知らせ。

その晩、私は、彼女の顔を思い浮かべながら一人で酒を呑み、Aさんの頑張りに乾杯しました。

## 一〇人のセラピストを回って来たBさん

私の研究所に来所される方は、大体半分が他所を回ってから来られます。実は、一〇箇所回って来たと言われる方も、決して珍しくありません。

一〇年ほど前に来られたBさん（男性・三〇歳）も、その一人でした。

最初から来られた方とは異なり、他所で満足できずに来られた方は、「どうにかして欲しい」という強い願望をお持ちである半面、セラピストに対する不信感も少なからずお持ちなのです。以前勤めていた会社を辞職し、今は自宅で何もできずに過ごしていると言われます。Bさんは、私の能力を推し量るように、上目遣いでじっと見つめています。

一般に、女性に比べて男性は、心をオープンにすることが不得意です。日頃から社会生活で構えるのが当たり前になっていることもあり、なかなか素直になりにくいのです。

その上にうつ病ということで、Bさんは、とても慎重になっていました。

一五分ほど会話をしたところで、急にBさんが、単刀直入といった雰囲気で質問してきました。

「先生、私、治りますか」

私は、ごく自然体でお答えしました。

「ええ、治りますよ」

するとBさんは、ひどく驚かれたようでした。

「今まで、そんなに率直に言ってくださる方は、一人もいませんでした」

日本では、積極的傾聴というカウンセリングの方法が流行っていて、大手のカウンセラーの養成機関では、「セラピストは自分の考えを言ってはいけない」と教えているところもあるようです。つまり、Aさんの質問に対して教科書的に言うなら、「あなたは、治るかどうか不安なんですね」みたいに、質問に対して質問で答えることになるのです。

でも、Bさんと一五分も話していれば、彼が自分の心を健康にするための十分なエネルギーを持っていることなどすぐに分かります。それで私は思ったままをお答えしたのです。

私が素直にお答えしたことで、Bさんの顔色が少しだけ明るくなりました。

もちろん、問題はここからです。

Bさんは、自分のペースを失わないように注意深く話をされます。頭脳明晰であることも影響してプライドが高くなり、誰かに自分を委ねることがとても不得意なのです。「自分は、こうあらねばならない」という類の思いが強く、それを乱されることを極度に嫌っていました。

ところが、自立心が強い一方で、Bさんは何回か「死にたい」と言う言葉を口にします。すぐに危ないという感じはしませんが、油断する訳にはいきません。彼の心の中で、プライドの高い人格と、すべてを投げ捨ててしまいたいという衝動が、激しく戦っていました。

私は、あくまでも自分で自分を管理しようとするBさんの顔を眺めながら、いくつかの方法を思い浮かべ、比較検討しました。そして、その中の一つを選ぶことにしました。

**Bさんご自身に、本書に書いてある「第一の決め手」から「第五の決め手」までを学んでいただき、他人に心を委ねることなく、自分で自分を治す方法です。**

この方法であれば、Bさんは自分の力で困難を乗り越えることができるので、きっと自信を取り戻すことでしょう。

私はBさんに提案しました。

それは、全八回のセミナーをまず受けていただき、その後でカウンセリングを続けるというものです。セミナーと言っても個人セッションですので、半分はBさんの個人的な問題を扱うこともできます。

理論を理解して頂ければ、カウンセリングになった段階でも、私の考えを容易にお伝えすることができ、結果的に効率よく早く終えることができるのです。

Bさんは、暫く迷っていましたが、これまで一〇人ものセラピストを回って来て、「もう同じことを繰り返すのはごめんだ」と言います。それで、私の提案を受け入れてくださいました。

セミナーを始めてみると、Bさんは、素晴らしい理解力を示してくれました。これまでにも心理学をいろいろと勉強されたそうですが、「今まで勉強したことは、いったい何だったんだろう」と驚かれ、興味津津といった姿勢になり、そのこと自体もプラスに働きました。

三ヵ月後には、「死にたい」という言葉を口にすることはなくなり、半年後には、「もっと勉強して、人生に役立てたい」という積極的な気持ちに変わっていました。

もちろん、一年を待たずにうつ病は完治し、二度と再発することもないし、世間で言う「心の脆弱性が残る」などということもありませんでした。むしろ、うつ病になる前のBさんよりも感性が豊かになり、頭脳明晰になったと言われます。

彼は、うつ病を完治させただけでなく、親から受けたさまざまな心の傷を自分で解消していきました。

そしてBさんの場合も、それだけでは終わりませんでした。

「実は、以前、元気なころに立てた計画があるんです」

それは、アジアの国々から家具を輸入、販売する会社を起業することでした。周囲からは、貿易の知識が不十分だとか英語もそれほどではないなどと、いろいろと反対されたそうですが、Bさんの心は盤石でした。

最後のカウンセリングを終えてから一年後、彼と再会したとき、差し出された名刺には貿易会社の社名がしっかりと記されていたのです。

私はもっと多くの方に、ご自身で心を治す方法を広められないかと考えました。

心とは、その人自身そのものと言っても過言ではありません。心を委ねるカウンセラーが、いかに信用できる人間だとしても、他人であることに変わりはないのです。ご自身で問題を解決できた方がよいに決まっています。その方法が確立できれば、カウンセラーに話をしたくない人であっても、心の状態を改善する道が開けるからです。

そこで、本書に書いたような「自分で自分の心を作る」方法を完成させたのです。

## うつ病を自分で治す

うつ病は、完治すれば再発しません。変な言い方かもしれませんが、仮にご本人が再発させたいと願っても、再発「できない」状態になるのです。

世間一般の意見は違います。

「うつ病は、治っても心の脆弱性が残り、再発しやすい」

それが常識とされています。

でも、この意見は間違っています。

もう一度、言います。

**うつ病は、完治すれば再発しないし、心の脆弱性も残りません。**

むしろ、前節に書いたように、その人がうつ病になる前よりも感性が豊かになり、心は盤石になるのです。再発するのも心の脆弱性が残ると言われるのも、実はうつ病が治っていないからです。

どうしてそうなるのかと言えば、従来の心理学では、うつ病になったとき、そして完治したときの心がどうなっているのか、ほとんど描けていないからです。これでは、どんなに頑張ろうとしても、いったい何をどうしたらよいのか分からないではありませんか。

現状をしっかり分析すること、目的地を明確にすること、この二つが揃って初めて効果的な作戦を立てられるのです。

これからご紹介する方法は、こうした条件をすべてクリアできるものです。しかも、**他人の力を借りずに、自分で自分の心を改善したり、部分的に作ったりする方法です。**すごく便利だと思いませんか。

ただし、自分で実施する方法には、それなりに注意しなければならないこともあります。もう少しだけ我慢して、その注意事項を頭に入れておいてください。

## 一　従来とは異なる、別の方法であること

うつ病も含めて、心理カウンセリングを受けられる方は、こんなふうに言われる場合があります。

「今まで散々やってきました。まだ足りないんですか」

そう言いたいお気持ちは分かります。沢山の本を読んだり、何人もの心理カウンセラーを訪ねたり、日々努力されてきたのだと思います。しかし、**それは従来の方法の心理カウンセリングであって、「統一場心理学《とういつばしんりがく》」や「量子脳《りょうしのう》メソッド」を踏まえたものではないはずです。絶対に諦めないでください。**

これを読んでいる方は、ここからまったく新しい方法を始めるのですから。

## 二　心の変化は、自覚しにくいこと

**[図1]**をご覧ください。これまで「心A」で「行動A」を行ってきた人が、頑張って「行動B」をしたとします。このとき彼、彼女は、頑張った分だけ自覚があるはずです。

「どう？　変わったでしょ」と、言いたくなるはずですね。

でも、頑張って「行動B」をした人は、そのうち疲れてしまい、元の「行動A」に戻ってしまうものです。そのままでは、不毛な努力を何度も繰り返すことになります。

本当に変わるというのは、「心A」が「心B」に変わり、結果として「行動B」をするようになることです。こちらは、今までと同じような気分で「行動B」ができますので、

[図 1] 心と行動の変化

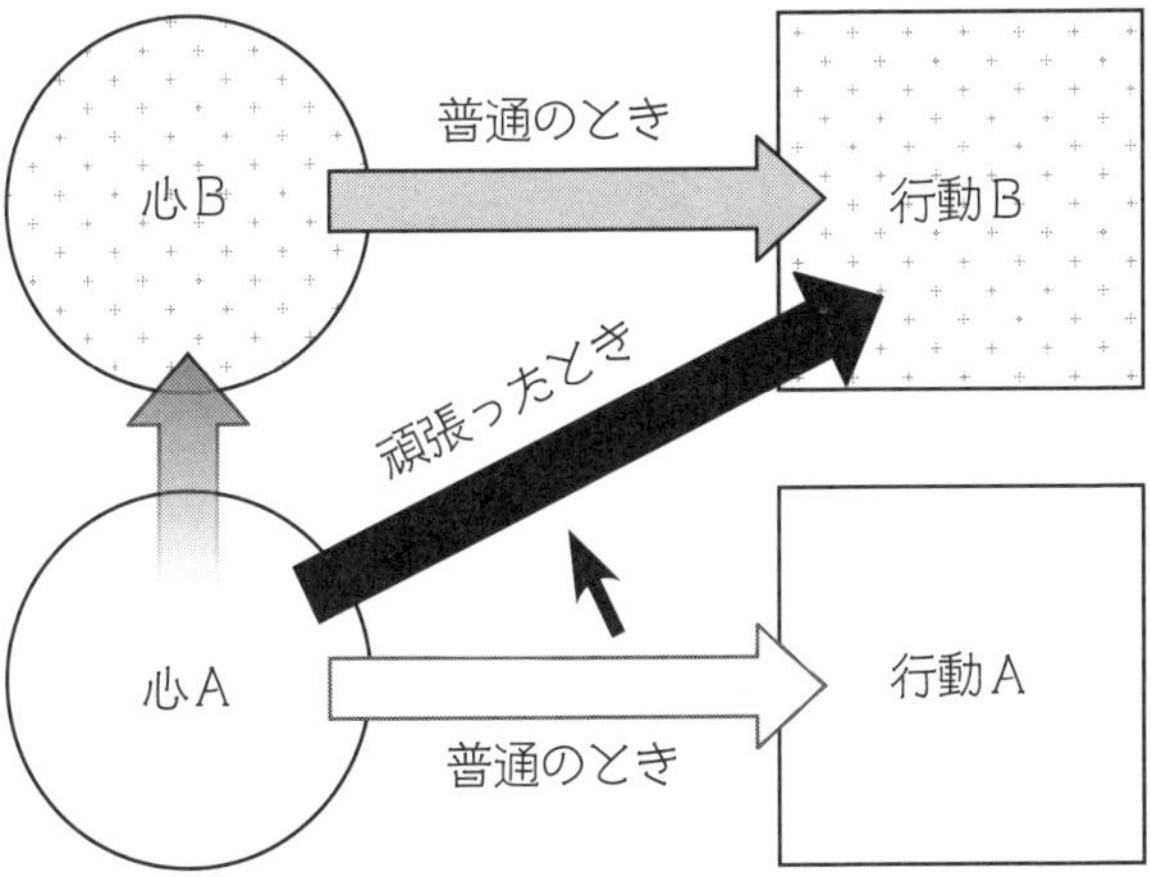


元に戻るようなことにはなりません。弱い筋肉の人が、一〇キログラムの荷物を持っていたのが、トレーニングをして筋肉を鍛え、一〇キログラムのときと同じ気分で一五キログラムの荷物を持つようなものです。

ここまでのところは、ご理解いただけましたでしょうか。

困るのは、「心A」のまま頑張って「行動B」をした人には、頑張った分だけ自覚があるのに、**「心B」に変わった結果、いつもと変わらない気分で「行動B」ができてしまった人には自覚が起きにくいということです。**何しろ、物事を感じる基準点が、「心A」

から「心B」へ移動してしまっているので、全体が変化していることが分かりにくいのです。

これでは、頑張った人は自覚があるので不毛な努力を繰り返すことになり、せっかく心そのものの在り方を変え始めた人が、自覚できないので効果がないと思って止めてしまう場合すら考えられます。

そうならないために、皆さんは、この図をじっくり眺めておいてください。

そして、**「本当に変わり始めた人は、気分ではなくて、目に見える行動、事実を見て確認しないと自覚しにくい」**ことを覚えておいてください。

## 統一場心理学の大きな特徴

これから皆さんのうつ病を解決していくわけですが、統一場心理学にはいくつかの特徴があります。

**1** 心を手に取るように見られる、図解理論です。 ➡ 誰でも自分の心について理解できるようになります。

**2** 心の構造が理解できます。

↓

誰でも自分で自分の心を作れるようになります。

**3** 心を動かす原理がわかります。

↓

誰でも自分の心を自分の思うようにコントロールできるようになります。

**4** 心理学の研究者であれば、従来の学説をさらに広い視点から捉え直すことができます。

↓

心に関する学説のほとんどを、統一場心理学に翻訳して統合できるのです。

これ以外にもいろいろと特徴はありますが、実は、これらに関連していて、皆さんに最も関係の深い特徴が、もう一つあります。

それは、**「この理論を理解すると、それだけで心が整理され、効果的に働き始める」**という、とても便利な性質なのです。

古今の心理学で、「その理論を理解しただけで心もちが改善した」などという例は、あまり聞いたことがありません。なぜならそれらは経験則だからです。

**でも統一場心理学は、物理学や数学のような理論です。理解するだけでも心が整理され、**

**整ってしまうのです。**

これを書いている私自身、実は、三八歳で会社を辞するまで、とんでもないあがり症でした。知らない人に会う機会は少ないはずの研究職でしたが、それでも業務に支障をきたすほどの重症だったのです。

それが元で会社を辞めてから、統一場心理学を構築する過程で激変してしまいました。特に、四〇歳から五〇歳までの一〇年間で、まるで別人のように楽で効率のよい心になってしまったと言えます。

ほとんどの方は、一〇歳くらいまでの間に無意識に心の骨格が整い、後は知識を増やすことで徐々に進歩していくのだと思います。

しかし、私は四〇歳から心の骨格が激変・進化しました。そのため、何をしたらどうなったかを、全部自覚して覚えているのです。そのこと自体、統一場心理学を完成させるための大きな力になりました。人は何歳になっても変われます。

皆さんは、この本だけで統一場心理学の全体を学べる訳ではありませんが、一つひとつの図解をしっかり理解して頂ければ、それだけで大いに心もちが改善するはずです。

第二章

# 従来の方法との決定的な違い

統一場心理学と従来の考え方には大きな違いがあります。それは、たとえば、うつ病をどのように表現するかを見るだけでも明らかになると思います。そして、その違いを知ること自体がうつ病を克服する大切な過程になります。

## 二回の再発、三回目の完治……Cさんの場合

今から一〇年ほど前に来所されたCさん（男性・三七歳）は、とても真面目な方でした。うつ病になる前は有能な会社員で、上司からも期待されていたようです。

うつ病になってからは病院の精神科に通い、二回ほど回復したと言うのですが、いずれも再発してしまいました。もう一度回復できたとしても、職場に戻れるかどうか分からないし、戻ったところでまた再発したら、職場の人に迷惑をかけることになると、ひどく悩んでいました。

しかし、Cさんは「治りたい」という強い気持ちを持っていて、受け答えも正確です。三〇分ほどお話をして、問題が起きた原因が、成育歴と職場環境にあることは、すぐに分かりました。うつ病とは言え、Cさんは、これまでの生活にしっかりと根を張っています。

そういう方の場合、三歳までに心にひどい傷を受けていないならば、そしてその後の成育歴が原因で起こっている問題は、「統一《とういつ》場《ば》心《しん》理《り》学《がく》」を使えば、まず克服できます。

そこで私は、Cさんに提案しました。

「慌てて職場復帰したりしなければ、今回は、再発しないと思います。大丈夫です。そこで、会社にかけ合って欲しいのですが、三ヵ月だけ猶予期間をもらうことはできないでしょうか。その時点で完治するかどうかは分かりませんが、職場復帰は何とかなると思います。あとは、仕事をしながら通っていただければ大丈夫です」

もう会社を辞めるつもりだったCさんは、もう一度チャレンジしてみると言いました。

その言葉どおり、Cさんは私の教えた理論を使って、どんどん自主的に自己分析を進めていかれます。うつ病なのに、頭脳の明晰さは失われていませんでした。

毎回、とても鋭い質問をされ、三ヵ月めには理論の基礎を覚えてしまいました。

もちろん、職場復帰も問題なく進み、仕事も以前にも増して精力的にこなしています。

Cさんは、さらに深く勉強したいと言われますので、その後のカウンセリングは、半ば勉強会になりました。

会社では、Cさんがあまりにも元気になり、休む以前よりも有能になったとのことで注

［図2］　再発するうつ病

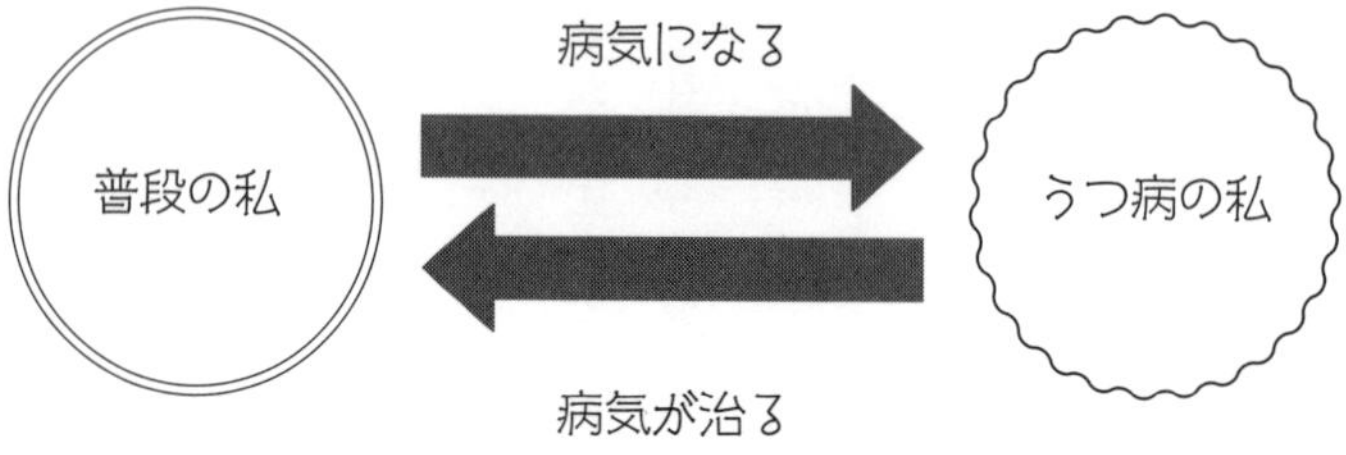


目され、職場のメンタル・ヘルスの指導役に抜擢されました。

さて、二度も再発したCさんのうつ病は、どうして今回は再発しなかったのでしょうか。その訳を明確に示すことで、統一場心理学の特徴を説明したいと思います。

## 根本原理が決め手になる

まず、従来の考え方で、うつ病はどのように描かれるかを考えてみましょう。従来は、経験則で考えています。経験則というのは、症状、つまり見ためで判断するしかありません。

**すると、うつ病の症状が出ていれば病気、症状が出ていなければ治ったと言います。**

しかし、［図2］のような考え方では、治ったと言っ

## [図 3] 脆弱性が残るとは

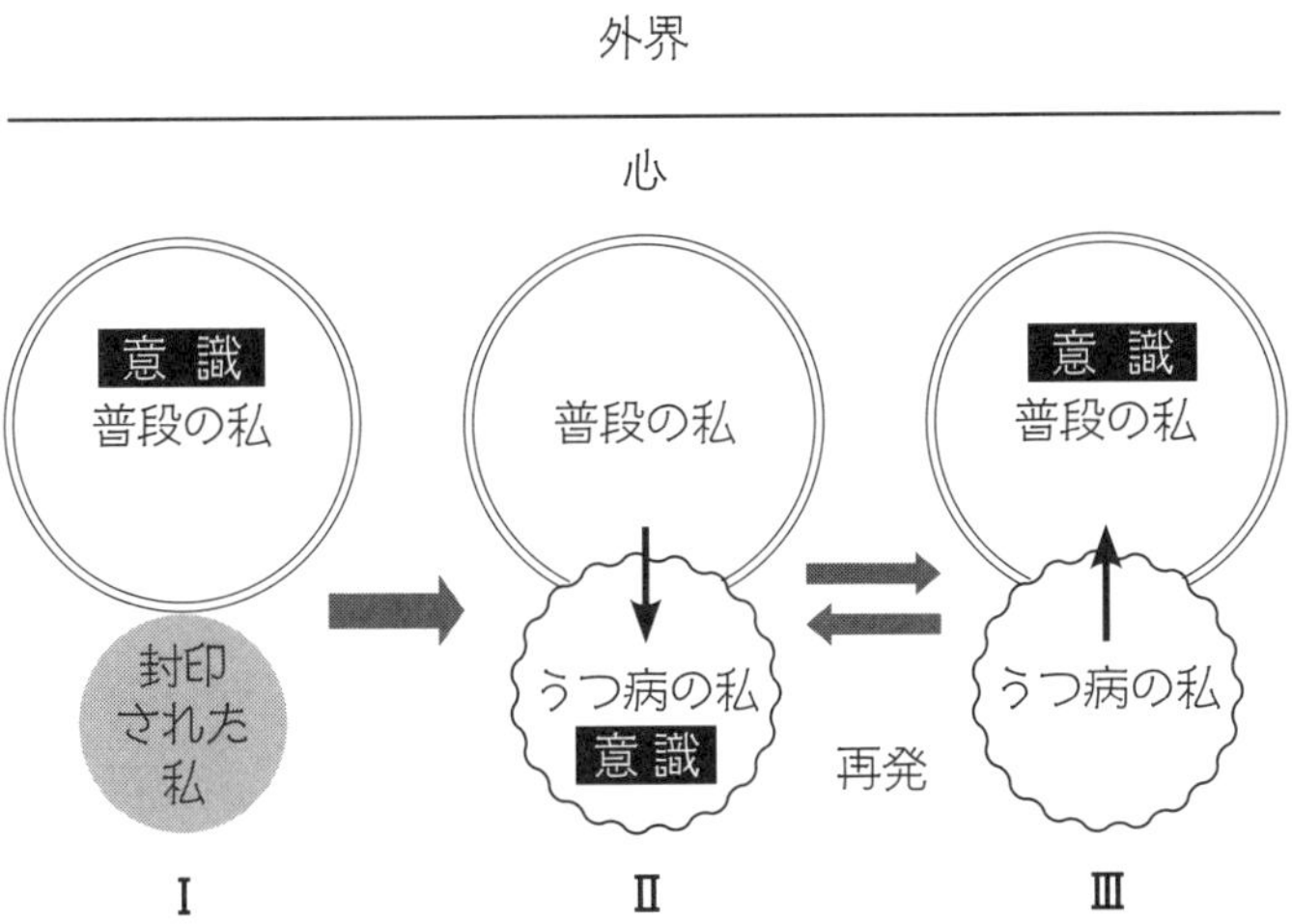


ても、またいつ再発するか分かりません。うつ病の状態と治った状態の違いもはっきりしないのではないでしょうか。

では、統一場心理学の観点から、うつ病を図解してみます。

うつ病になる人は、真面目です。きちんと社会に対応できるように、心の中でも外界に近いところで頑張っています［図3－I］。そして、**真面目な「普段の私」以外はいらないと思ってしまい、いらない部分を「封印された私」として分断してしまうのです。**

ところが、外界からあまりにも理不尽な圧力が掛かると、意識は自分を守るために外界から離れたところへ移動してしまいます［図3－Ⅱ］。

この部分は、真面目な「普段の私」が、いらない人格（ふまじめ、怠け者、時間を浪費する者）として、分断して捨てた情報のあつまりです。そこへ意識が移動してしまったため、自分は最低の人間になったと感じてしまい、うつ病の人は自分を責めるのです。

**このような状態で薬を飲むと、ぼんやりして意識が元の位置に戻りますが、「普段の私」と「うつ病の私」の間に開いた穴は、塞がっていません。それで、ちょっとした圧力がかかるだけですぐにうつ病が再発するのです。この状態では、実はうつ病はまったく治っていません［図3－Ⅲ］。**

もちろん、この状態であれば「脆弱性が残る」とか「再発しやすい」などと言われてしまうのは、うなずけます。

では、うつ病を本当に治す方法について、考えてみましょう。


そもそもうつ病は、心を「普段の私」と「封印された私」に分断してしまったことが原因で起きる問題です。ですから、まだうつ病になっていないとしても、この分断した構造があれば、いつでもうつ状態やうつ病になる可能性があるのです。

［図4］うつ病の完治とは

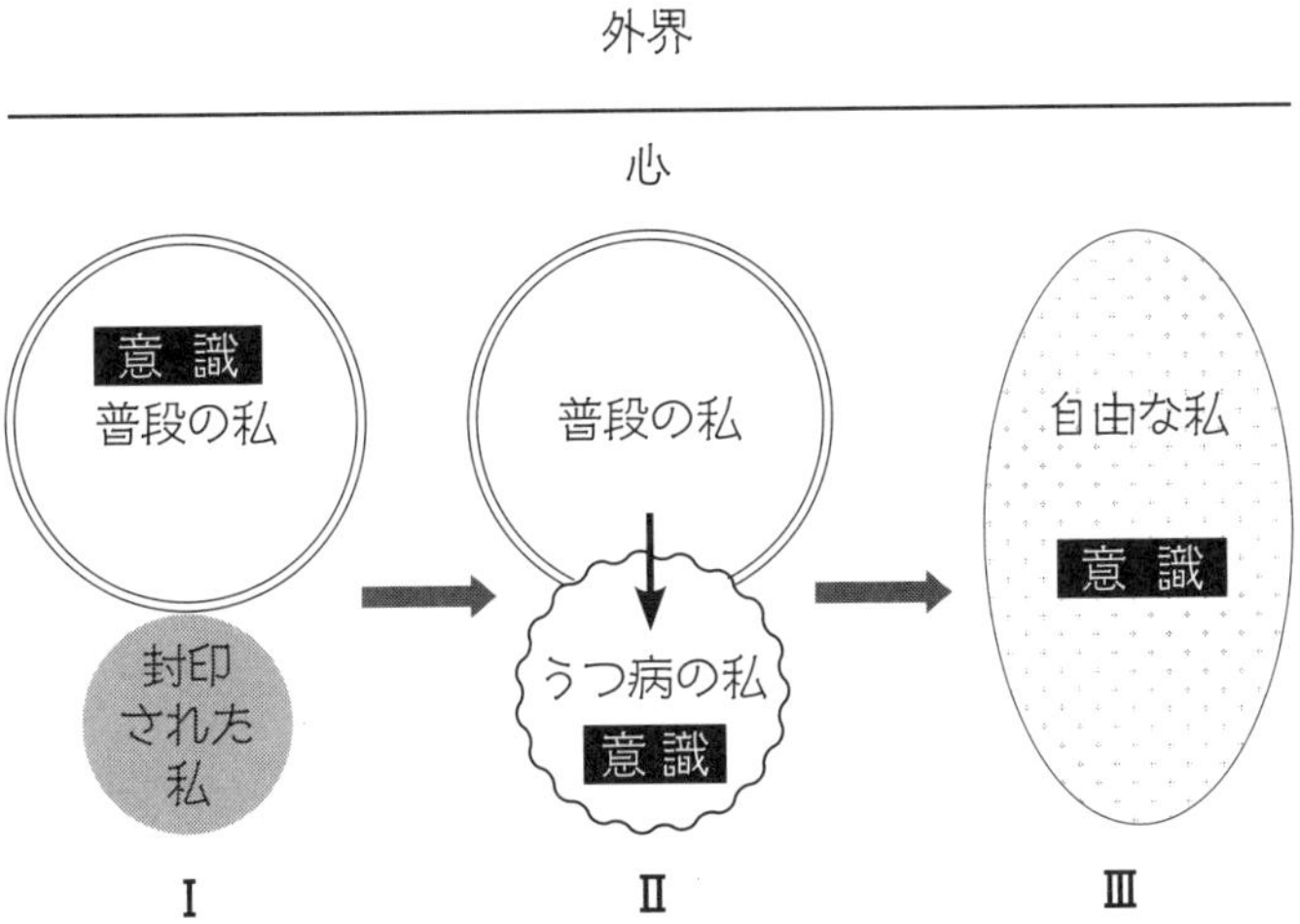


この問題を解決するには、二つに分断された心を統合するしかありません［図4］。

心を統合すると、意識が自由に動けるようになります［図4－Ⅲ］。その結果、**心の全体の機能を使えるようになり、うつ病になる前よりも感性が豊かになり、落ち込むところがなくなるので、うつ病を再発することは無理になるのです。**

単純に考えてみてください。

たとえば「普段の私」の能力が七であり、「うつ病の私」の部分が能力三だとすると、能力三で生活するのは大変です。気分が落ち込むだけでなく、客観的な能力も大きく損なわれてしまいます。

しかし、それは「普段の私」から分断されているから起きる問題なのです。

統合された「自由な私」は、前の二者を足したものですから、当然、能力は一〇になります。それで、うつ病が完治するとうつ病になる前よりも感性が豊かになり、能力も高くなるのです。

現実にはもう少し考慮すべきこともありますが、基本的な原理として理解していただければと思います。

さて、最初の【図2】では、【図3－Ⅲ】と、【図4－Ⅲ】に相当する状態を見分けることができません。症状だけで判断する経験則では、この二つを見分けることは無理なのです。それで、運良く【図4－Ⅲ】になった人は完治するし、【図3－Ⅲ】にしかなっていない人は、また再発してしまいます。

ここで、うつ病になったご本人にとって、とても大切なことがあります。

【図3－Ⅱ】や【図4－Ⅱ】を見てください。あなたは今、うつ病かもしれません。しかし、症状としてうつ病であったとしても、元気なころのあなた、つまり「普段の私」は無くなってしまった訳ではないのです。これは極めて重要なことです。

［図２］に描かれているように信じてしまうと、うつ病になった人の心には、もうまったく元気だったころのその人は消滅してしまっていることになるからです。もしそうなら、これはとても辛いことですよね。でも、そうではないのです。

**うつ病になっても、「普段の私」が無くなってしまった訳ではない。元気だったころの私も、きちんと残っている。**

このことをしっかりと覚えておいてください。それを踏まえた上で、［図４－Ⅲ］、つまり「自由な私」になる具体的な方法へと進んでいきましょう。

## 効果を確実なものにするために

皆さんは、前置きを飛ばして、早く治療法を覚えたいと思われているかもしれません。でも、慌てないでください。実はもう始まっているのです。

前節の図をしっかりと頭に入れることは、状況を改善するための大きな一歩になっています。この本には、無駄なことは書かれていません。一見、もったいぶった前書きのように思えるようなところも全部、あなたの心を健康にするために必要な内容なのです。

むしろ、二回、三回と繰り返して、じっくり読み進めてください。

たとえば、本書一冊を読むことが三ヵ月とか六ヵ月の「世界最強の効果のある心理カウンセリング」に相当するとしたら、それほど慌てなくてもよいと思いませんか。

ここまで読んでこられたあなたは、すでに昇りのエスカレーターに乗っています。まだ、とてもゆっくりとしか動いていませんが、確かに上昇しています。ですから、もしあなたがとても辛いと感じたら、目をつぶってしゃがんでしまってもよいのです。その間もゆっくりではありますが、上昇は続いています。

もう少し読み進めていただけると、その上昇のスピードが、もう少しだけ速くなります。どんどん読み進めると、上昇するスピードはその分だけ速くなります。

それから、一つ約束していただけると、とても効果的なことがあります。

それは、**「うつ病から逃げない」**ということです。逃げる気持ちがあると、まるで鬼に追いかけられるように、益々怖くなってしまいます。でも鬼は、見つめると消えてしまうのです。

［図4］を、もう一度見てください。

私たちが目指しているのは、［図4－Ⅱ］で、意識を「普段の私」に戻すことではありません。そうではなくて、［図4－Ⅱ］を［図4－Ⅲ］に変化させることです。ですから、［図4－Ⅱ］から逃げ出して［図4－Ⅰ］へ戻るという気持ちは、捨てて欲しいのです。

**逃げ出す気持ちは、「普段の私」と「うつ病の私」の分離を促進してしまい、［図4－Ⅲ］への移行の邪魔になってしまうからです。**

その場に留まり鬼を見つめましょう。すると、まるで霧が消えていくように、その場にいるだけで問題が解消してしまうのです。

ちょうど頭痛のひどいときに、「頭痛のひどい部分を切り取ってしまいたい」と感じていても、時間が経つとその部分自体が痛くなくなるようなものです。

ここでもう少し掘り下げて、うつ病の正体を暴いてしまいましょう。やはり［図4－Ⅱ］で、「普段の私」と「うつ病の私」の関係を考えてみます。

「普段の私」に意識があるとき、私たちは「うつ病の私なんて、まっぴらだ。絶対に戻りたくない」と感じます。それで、この二つの分離を進めようとするのです。

では、「うつ病の私」になったときは、どうでしょうか。

前節に、「普段の私」の能力が七で、「うつ病の私」の能力が三だと書いてあったのを思い出してください。もちろん、人によっては八対二とか九対一かもしれませんが、仮に七対三で考えておきます。

能力三の「うつ病の私」から見ると、能力七の「普段の私」が毎日やっていた仕事は、とんでもなく難しい大仕事です。素人に、いきなり「外科手術をしろ」とか、国連から数万人の難民の命を救えと言われるようなものです。

無力な子どもが、自分には絶対にできないと思われるような恐ろしい仕事を押し付けられそうになったら、尻込みして頭を抱えてしまうのではないでしょうか。とんでもなく無責任な人なら別ですが、普通に責任感のある人なら「とても私にはできません」と言って、辞退すると思います。

ですから、「うつ病の私」になってしまった人が、「何もできない」と感じてしまうのは、無理からぬことなのです。それどころか、その状態がある限りにおいては、それは妥当な態度かもしれません。

その状態から周囲を眺めると、他の人は以前の自分のように能力七くらいで働いているのですから、比較したら益々辛くなります。

もちろんこれは、重大な事実が分からなかったから起きた問題です。

おなじ「私」の中に、かつて元気だったころの「普段の私」も存在し続けているし、もし統合できたら、かつてないほど有能な「自由な私」に変身することもできる、という事実です。

ところがうつ病の場合、能力的に三になってしまったことに加えて、そもそも「普段の私」から捨てられてしまった、「ダメな私」というレッテルを貼られてもいます。これでは踏んだり蹴ったりですよね。その場から「自由な私」になったときのことを想像しろと言われても、簡単にはできないのは当然なのです。

それで、一度に何もかも狙っていくことは、とりあえず横に置いてください。それは、今のあなたには逆に重荷になってしまうからです。

そこで、前述したように、まず「うつ病から逃げない」ということ。今、自分は以前いたところの「普段の私」ではなくて、能力三で後ろ向きの気分のところにいることを見つめて欲しいのです。当然の結果として落ち込んだ気分になっていて、能力三になっているけれども、同じ理屈で当然の結果として治るのだということです。

## 原理から導かれる五つの決め手

ここから具体的な方法を五つ紹介していきます。皆さんは先を急がずに、是非じっくりと一つひとつの方法に取り組んでみてください。何しろ皆さんは、もっている能力一〇のうちで、たった三しか発揮できない状態なのですから。そのときの気分で「できない！」などと投げ出したりせずに、冷静に対処してください。

**まず、全体の構造を頭に入れてください。本書に書かれていることは、あくまでもあなたがご自身で心を健康にする方法です。ですから、自分が何をしているのか、しっかりと理解し、自覚して行って欲しいのです。**

ここに書かれていることは、原理としては、すべて［図4－Ⅱ］から［図4－Ⅲ］への移行を促すために考えられたものです。理にかなった順番に並んでいますので、安易に飛ばしたり順番を変えたりしないで、一つひとつ丁寧に実践してみてください。たとえば、一つの方法について順番に一週間ずつ試してみるとか、納得できるレベルにならなければ

［図 5］ホッとする

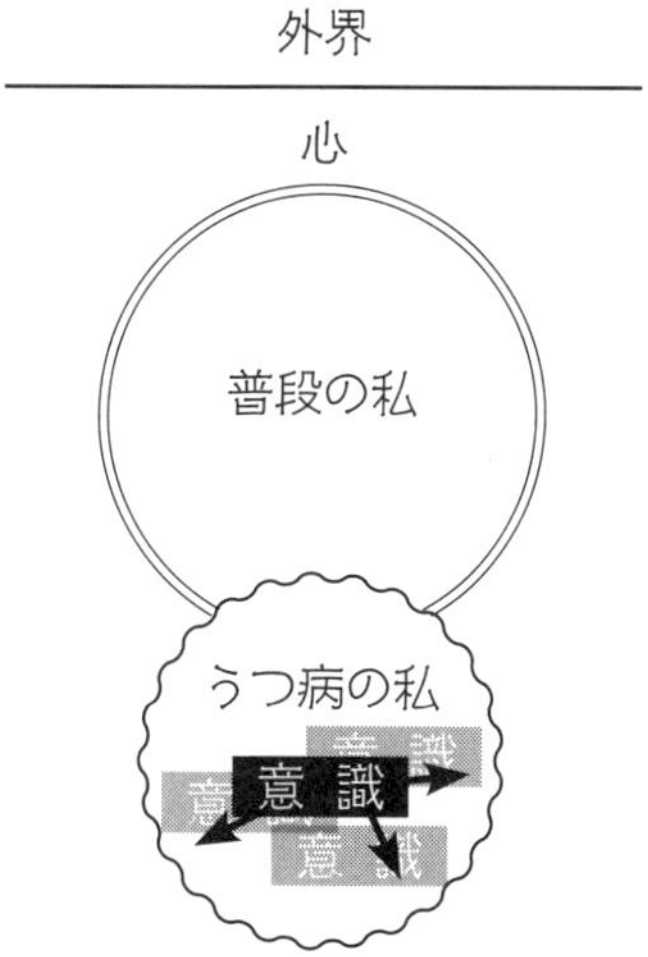


［図 6］今に生きる

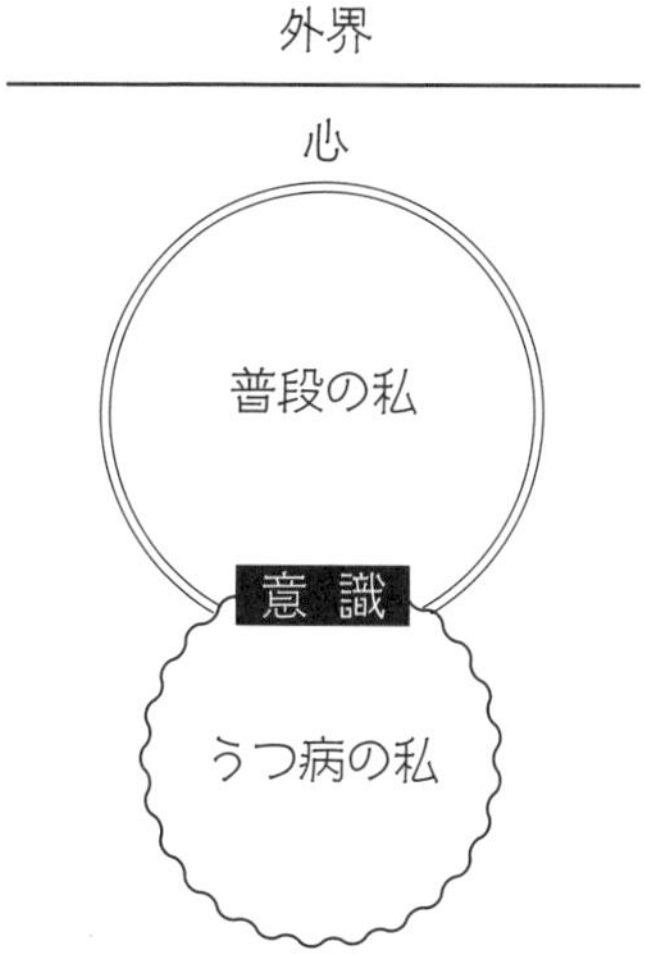


二週間でもよいと思います。

## 第一の決め手―ホッとする

次の第三章では、まずはうつ病の私のままでもよいので、少しでも意識を動かせるように、ホッとすることを考えます。少しずつ、意識を動かす練習をするのです［図5］。

## 第二の決め手―今に生きる具体的な方法

第四章では、「普段の私」と「うつ病の私」の境界線上に、意識を持っていきます［図6］。もし「今」という瞬間に自分を置き続けられたら、あなたは完璧にこれをこなすことができて、それだけでもうつ病が治ってしまう可能性すらあります。しかし、ここでは禅寺で一〇年以上も修行する訳ではありませんので、完璧を狙う必要はありません。

## 第三の決め手——踏み固めの法則

第五章では、自発的に「普段の私」と「うつ病の私」の間を往復して通路を踏み固め、拡大します【図7】。せっかく「普段の私」に意識を移動できたのに、「うつ病の私」に行くなど、とんでもないと思われるかもしれません。

しかし、**私たちの目的は、意識を移動させることではなくて、心を統合することです。それに、自分から進んで実践することは、うつ病の再発にはつながりません。**

何度も「普段の私」と「うつ病の私」の間を往復して、道を広げてしまいましょう。

## 第四の決め手——大ボスを倒す秘策

「普段の私」と「うつ病の私」を一気に統合できれば理想的ではあります。でも、なかなか難しい場合もあるのです。そんなとき、「うつ病の私」の中に、小さなかけらでもよいので、「普段の私」を持ち込んでしまいます【図8】。大ボスを倒す前に、小さな敵を倒して、自

［図7］踏み固めの法則

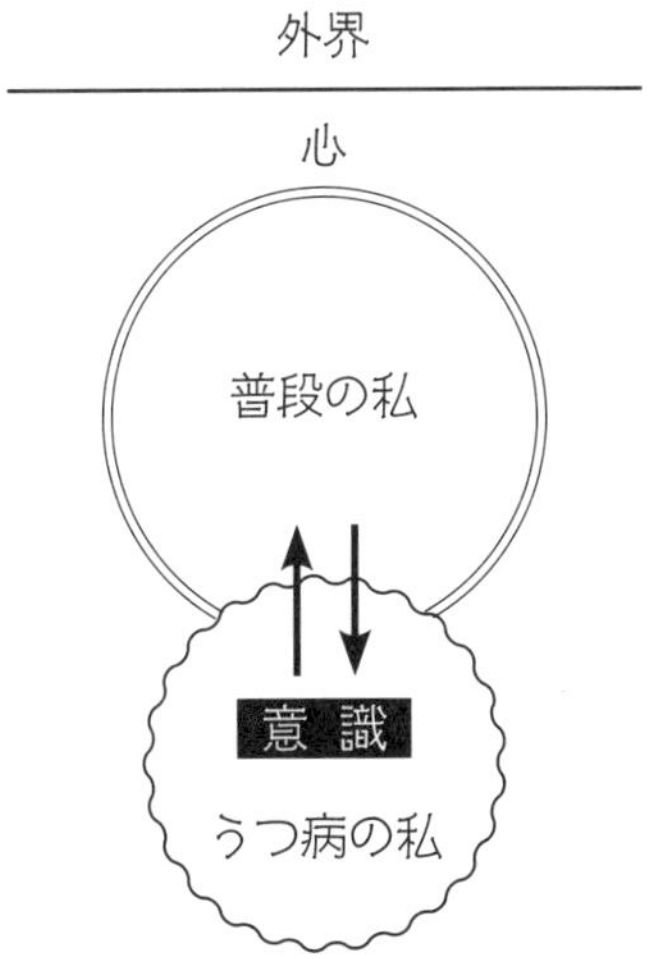


［図8］大ボスを倒す秘策

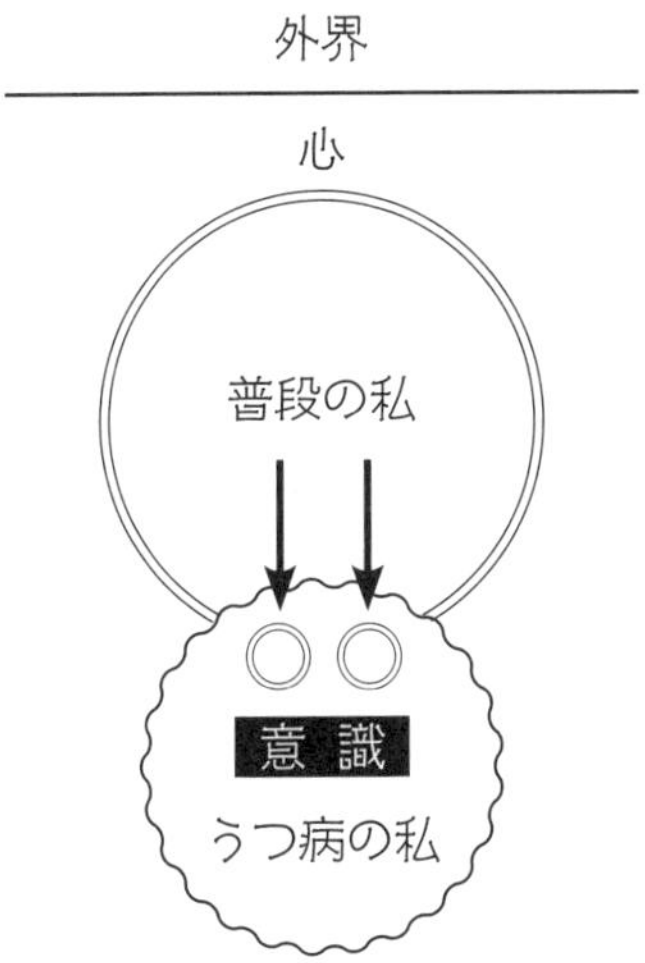


分の持ち点を増やしておくようなことです。

## 第五の決め手――立場を変える

少し難しいかもしれませんが、ある程度以上に問題を解決できた人は、理論を少しずつ学び、積極的に理論の実践者としての自覚を持つことです。いつまでも弱者、保護してもらう立場ではなくて、そこから場合によっては人に教える立場に移ることを考えます。

人に教えると、自分の理解も深まります。

ここまでのところで、あなたは、ご自身の心の構造を改善し、自在にコントロールする方法を見てきたと思います。少なくとも、理屈の上では既に問題が解決しつつあります。

**ここからは、実感を伴った解決に向けて進み、現実を変化させて行きましょう。まず、第三章「第一の決め手」と第四章「第二の決め手」は、そのままの順番を守って実践してください。**

**しかし、第五章から第八章の「第三の決め手」から「第五の決め手」までは、その方の個性によって、自分に合っていると思うところから始めても構いません。**

もし「第三の決め手」以降のどれも難しいと感じたら、「第一の決め手」や「第二の決め手」をじっくりとやり直してみてください。

# 第三章

## 第一の決め手

## ―ホッとする―

## 取り敢えず動く余地を作る

現在、うつ病になっておられる方は、恐らく心がどこかに閉じ込められているか、縛り付けられているような気分ではないでしょうか。身動きができず、心の上に重いものが被さっていて、いろいろ助言されても実行しにくい状態にあると思います。

うつ病に限らず、精神的に追いつめられると、私たちは身動きができなくなってしまいます。普段のその方の智恵が使えれば、何でもなく越えられる障壁も、別人のように対応できなくなってしまうのです。

そこで、まずは意識を動かす練習をします。

最初にノートを用意してください。今身近になければ、とりあえず別の紙にメモしておいて、後でノートに書き写してもよいです。ここで用意するノートは、なるべくしっかりしたものにしてください。あなたの人生の分岐点を記録する、大切なノートだからです。

そして最初に、一行でも二行でも、もし書ければ一〇行でも、現在の気持ちを書いてみてください。

後日、読み返すことで、自覚しにくいご自身の変化を確認することができますので、是非、今の気持ちを正直に書いておいてください。

次に、自分がどのくらい落ち込んでいるか、感じてみてください。たとえば、健康な状態の人が〇～三くらいを変動する落ち込みだとすると、今のあなたは五でしょうか、七でしょうか、それとも一〇でしょうか。

先を急いで読むのではなくて、きちんと感じてみてくださいね。

次に、普段の智恵とか能力をどのくらい使える状態かを感じてみてください。たとえば、健康な状態の人が七～一〇くらいだとすると、今は五でしょうか、三でしょうか。この本を読み進めることができていますから、一とか二ではないと思います。

もちろん目標としては、落ち込みが〇とか一となり、能力一〇とか九になれば理想です。でも、一気にそれを望むのは難しいとすると、まず最初にどの辺を目指しますか。

落ち込み方について、四を目指しますか、三を目指しますか。ご自身で自分なりのところを決めてしまってください。

同じように使える能力についても、六とか五とか決めてしまいましょう。無理は禁物です。手の届きそうな数値を選んでください。

この現状ととりあえずの目標もノートに書いておきましょう。これから、できれば毎日、今どのくらい落ち込んでいるのか、どのくらいの能力が使えるのかをこのノートに書き続けてみてください。

**やってはいけないのは、実際よりも良い数値を書くことです。人の心は揺れ動きますので、良くなったと思った翌日に落ち込んだりします。でも、それを正直に書いてみてください。**

まず、最初に取り組むのは、目標に向かうことではありません。仮に、あなたの状態が落ち込み方七、使える能力三だと仮定して話を続けることにします。最初の段階は、この七と三の状態のまま動くことを目指します。

ちょうど飛行機が同じところを旋回するようなものです。

ところで、この章の題名は「ホッとする」です。では、どうやって「ホッとする」のかを説明しましょう。

ちょっとホッとすると言っても単なる対症療法とか気休めではありません。それどころか、**最初にあなたがうつ病になった原因を突き止めてしまいましょう。相手の正体が暴露されると、「解決方法がある」ことも明らかになります。それで、ホッとするのです。**

うつ病一般の原因は、第二章にも簡単に書きました。ここではもう少し掘り下げて、あなたの物語を考えてみます。そうすることで、あなたは今回のうつ病対策で、主導権を握ることができるからです。

何事であれ、物事の主導権を握ることができると、人はホッとするものです。周囲に翻弄されずに済むからです。

あなたは、これまでの長い間、何かに人生の主導権を奪われていなかったでしょうか。

## Dさんを変えた図解

八年ほど前、Dさん（男性・四〇歳）が来所されました。

下を向いていたかと思うと、「もう、医者なんて信用できませんよ」とか、かなり攻撃的な発言をされます。

しかし、じっくりと話をしてみると、それは攻撃的と言うよりも、Dさんご自身が何かに突き動かされているのだと分かりました。それは、絶えずDさんを駆り立てる仕事の目標です。ひどく落ち込んでいるのに、まだ走るのを止めようとはしないのです。

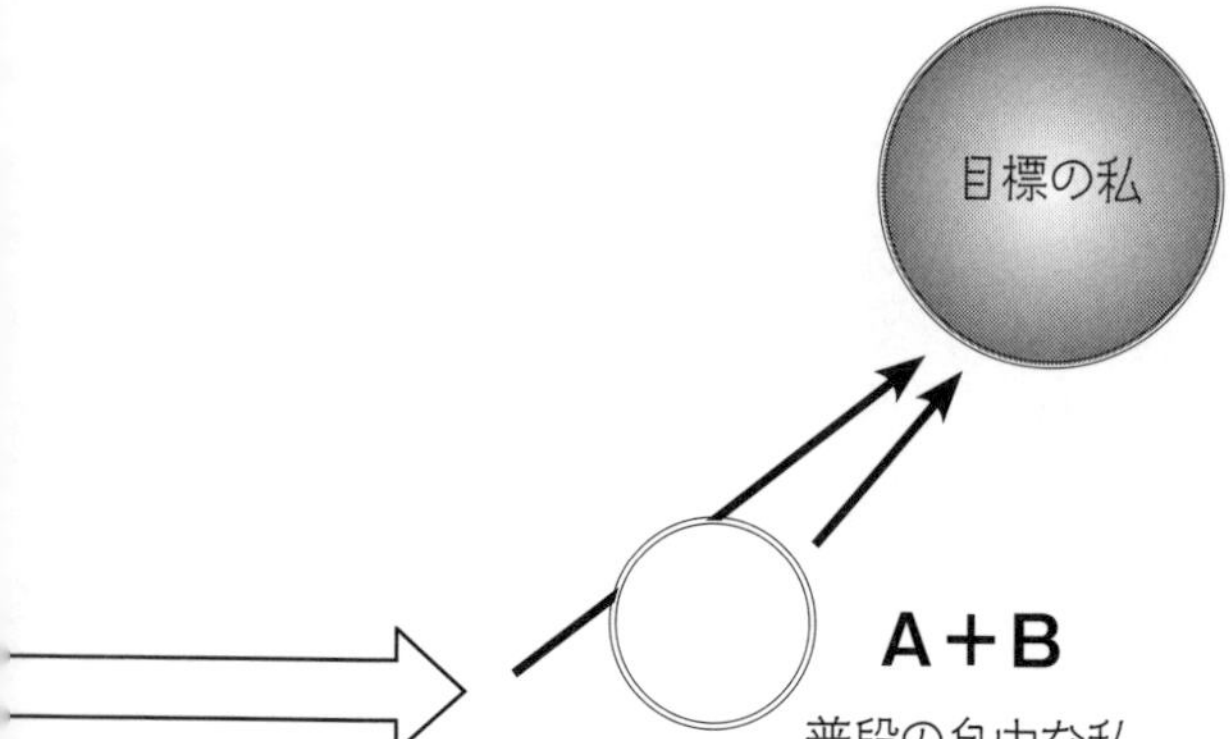


多くの人は、高すぎる目標を達成しようとして無理をします。予定どおり順調に仕事や現況が進んでいるうちは良いのですが、予定どおりにいかなくなると、目標にしがみ付くような気持ちになって力んでしまいます［図9］。

「絶対、達成するぞ！」

といった気分になるのです。

すると、心の中で予定どおり進んでいる自分を無理やり演出するようになります。これが［図9］の「3」です。でも、心の全体が予定どおり進んでいる訳ではないので、うまくいっている部分とそ

［図 9］ 力みが心を分断させる

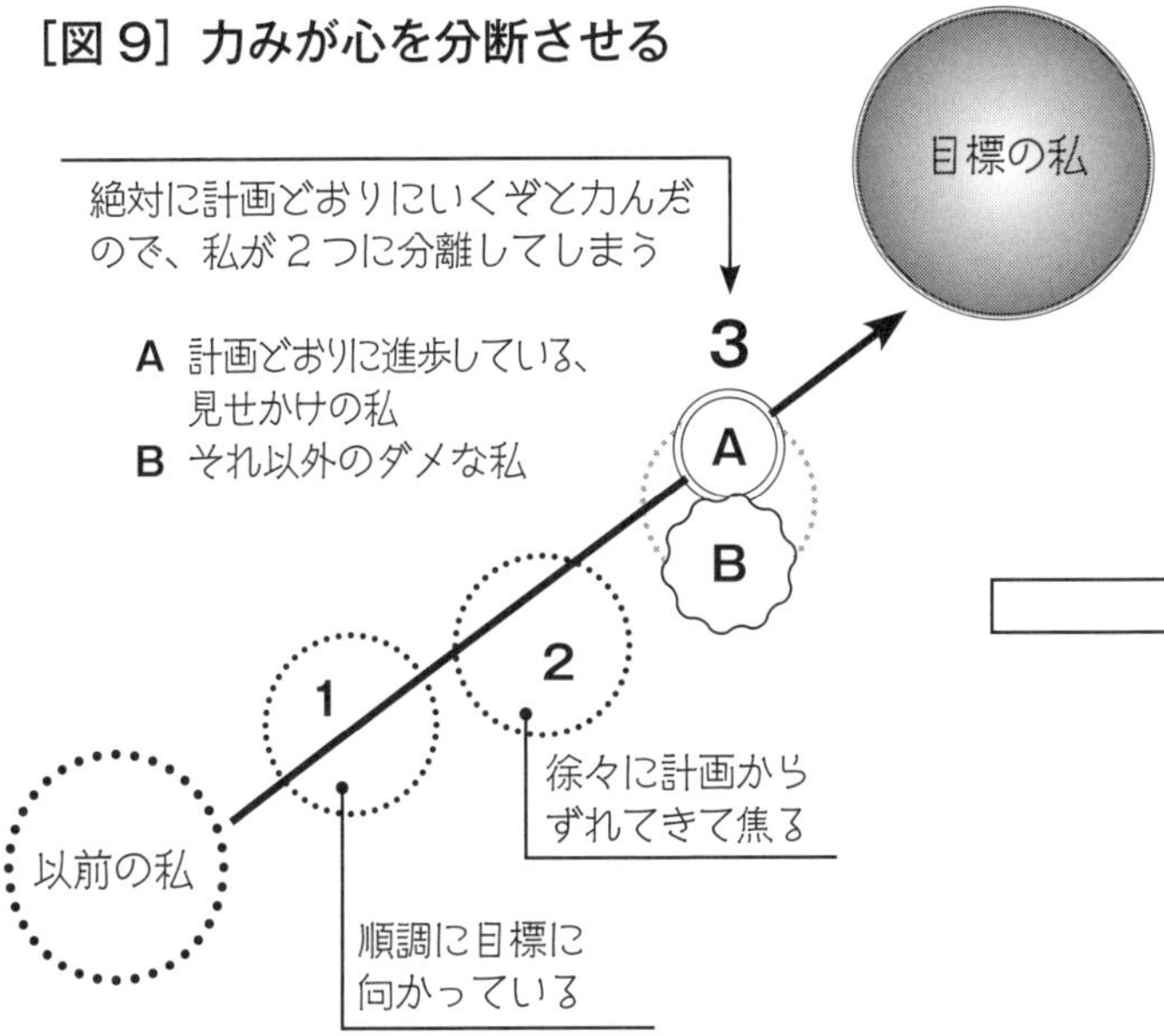
目標の私
絶対に計画どおりにいくぞと力んだので、私が２つに分離してしまう
3
A 計画どおりに進歩している、見せかけの私
B それ以外のダメな私
A
B
2
1
徐々に計画からずれてきて焦る
以前の私
順調に目標に向かっている

うでない部分に、自分の心を分断させてしまいます。

このとき、優等生のAからダメな部分のBを感じると、自己嫌悪に陥ってしまいます。さらには、自分はAだと信じたいのですが、潜在意識でBの存在を知っています。すると、人からBを見られるのではないかと怖れるようになります。これが人目を気にして、自由に動けなくなる気持ちです。

まずいことに、先のことを考えて予定を立てるときも、「3－A」から出発する予定を立ててしまうので、Bが重しになって進めなくなり、空回りするようになります。

このような状態がひどくなり、意識がBへ移動してしまうのがうつ病です。［図4］と見比べてみてください。［図9］は、［図4］に至る物語なのです。

どうでしょうか。あなたは、これまでの人生でどんな無理をされてきたのでしょうか。

実はこんなときには、諦める気持ちが有効に働きます。目標を諦める訳ではないのですが、Aを諦める気分になると心が統合され、また元気に目標に向かって進みやすくなるのです。

「あーあ、私って、この程度か」

一見、まずいことのように思えるかもしれませんが、これで気楽になります。気楽になるというのは、ありのままの自分になることで、自由に動けるということです。しかも**「A＋B」からの予定を立てますので、無理なく前に進めて、目標を達成できる可能性がとても大きくなります。**

今を諦めれば、目標を諦めずに済むと言えるでしょう。

Dさんは、この「今を諦めれば、目標を諦めずに済む」という言葉を、何度も口の中で呟いていました。

するとどうでしょうか。

もともとそれほどひどいうつ病ではなかったこともあり、たったこれだけで徐々にうつ病が治ってしまったそうです。

私の所へ通ってきたのは、たったの三回。その後、ご自身でこの図を見続け、それだけでうつ病を治してしまったのです。

もちろん、うつ病の原因は人それぞれです。

でも、あなたの場合も何かしらこの図に通じるところがあるはずです。

Dさんの場合は、うつ病が軽かったので、これだけで快方に向かいましたが、一般的には「ちょっとホッとする」程度のことです。今はまだあまり多くを望まないでください。

## さまざまな方法

ここでさらにホッとするための方法をいくつかご紹介しましょう。

究極に「ホッとする」のは達観することですよね。

かつて私の禅の師である臨済宗の高僧、故宗忠老師は、いろいろと迷う私を見て、両手を頭上に開いて見せて、「吉家君、人生はパーっと咲かにゃいかんよ。わっはっは」と、豪快に笑って見せました。

もちろん、当時の私にそんなことを言われてもどうしてよいか分かりません。

しかし、老師は、私に「抱石」という法号（仏教上の名前）を付けてくださり、それを掛け軸にしてくださいました。

どうなったと思います？

その掛け軸を眺めていると、嘘でもそんな気分になってくるのです。それを「気のせい」とか言ってしまえばそうかもしれませんが、自己イメージってすごく大切ですね。

ご自身で法号を作ってみませんか。

「そんな子どもだましのことなどできるか」などと思わずにやってみましょう。その法号で示される人は、今のあなたが無理をするのではなくて、未来のあなたです。うつ病を克服し、盤石の心を手に入れたあなたです。今のあなたを無理に変えようとはしないでください。

ここでは仮に、未来のあなたの法号を「創心」ということにしておきます。

そして、未来のあなた「創心」から、今のあなたを眺めてみましょう。

「昔は私にもそんな時代があったな」

などと思うかもしれませんね。

そんなふうに「創心さん」から自分を眺めて感じることを、先ほどのノートに書いてみてください。どんな気分ですか。

そしてもう一つ大切な方法があります。

今度は逆に過去に遡る方法です。

現在のうつ病の発端が始まる前を考えます。それはうつ病が始まる前ではありません。うつ病につながる「真面目すぎるあなた」とか「無理をするあなた」が始まった時代です。もちろんそんなことを覚えている人はいません。でも、無理矢理でよいですから、「何歳の何月」というように、明確に決めてしまいましょう。それは、一〇歳の八月かもしれませんし、場合によっては三歳の五月かもしれません。

その時点に立って未来を見ると、今のあなたが見えるはずです。

子どもの目から眺めてみて、どんな気分でしょうか。辛いですか。その気持ちをまたノートに書いておいてください。

次に、その時点よりも一ヵ月以前に遡ります。つまり先ほどが一〇歳の八月だったとしたら、今度は一〇歳の七月になります。

その時点からもう一回未来を眺めてみましょう。今のあなたが見えるでしょうか。

その気持ちもノートに書いてみてください。

もし、その子どもの気持ちが辛かったらさらに一ヵ月以前に遡り、同じことをしてみてください。

もしかしたら少しだけ感じ方が変わったのではありませんか。ほんの少しかもしれませんが、少しずつ落ち込んだ気持ちに隙間を空けてみましょう。

心は余裕があればあるほど速く変化させることができますが、精神的に困った状況にある場合は、最初はほんの少しの変化を積み重ねていきましょう。

## ホッとすると知恵が働く

さて皆さんは、この第三章で、ほんの少しだけ「ホッとする」こと、落ち込んだ気持ちに隙間を空けることにトライしました。すぐに結果が出なくても、がっかりしないでください。

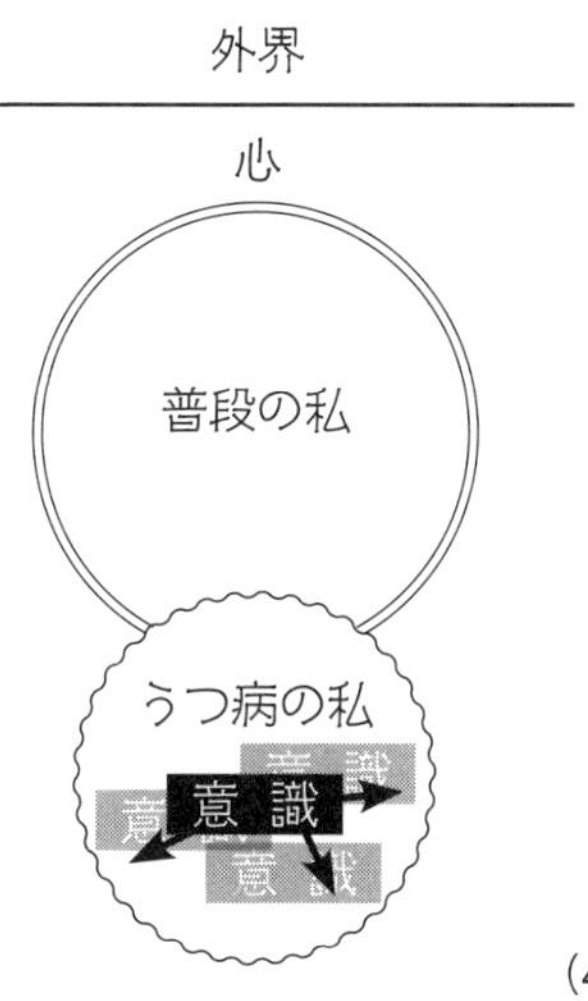
[図5] ホッとする
外界
心
普段の私
うつ病の私
意識
意識
意識
意識
（47ページ掲載）

もう一度、[図5] を眺めてみてください。

皆さんは現在、まだ「うつ病の私」の中で、動く練習をしているところなのですから、焦らずに段階を踏んで進みましょう。

あまり急いで期待すると、意識が「普段の私」に移動するだけになってしまい、同じことの繰り返しになってしまう危険があるからです。

泳げない人がプールで沈みそうになったら、底に足を着けることです。それから底を蹴ることができたら、身体は簡単に水面に浮かぶものです。

まず、プールの底を確認しましょう。

私たち人間は、落ち着きを取りもどすと、物事の主導権を握ることができるのです。たとえ気分が落ち込んでいようとも慌てなければ大丈夫です。

それに、底に足が着く前に慌ててしまうことで溺れる人でも、じっとして冷静に底に足を着けてみると、意外に底が浅いことに気付きます。バタバタと騒いでいる、溺れそうな人が感じているよりも、実は底はすぐ近くにあるのです。少し冷静になったところで、重要な情報をお伝えします。

抗うつ剤と呼ばれる薬を飲むと、一時的にうつ病が治まることがあります。いろいろな薬があって、中には積極的に愉快な気分にさせるものもありますが、睡眠薬とか、ボーっとしてしまうものも多いですよね。

ボーっとすると、一時的であるとしても、どうしてうつ状態が治るのでしょうか。

実は、「普段の私」と「うつ病の私」を比較すると、余程変わった事情でもない限り、「普段の私」の方が安定性が良いのです。それで、不安定な「うつ病の私」から自然に「普段の私」へと意識が移動していくのです。

ちょうどプールで身体の力を抜くと、ふわーっと浮くような感じです。

では、どうしてボーっとしないうちはなかなか「普段の私」へ戻らないのでしょうか。

それは、不安定な場所ほど「これ以上不安定になったら大変だ」と感じてしまい、そこから動かないように自分を守ってしまうからなのです。

**病気の自分をそのままの状態になるように守ってしまうなど、変だと思われるかもしれませんが、それが心の物理的な性質なのです。**

いきなりは難しいと思いますが、もし、あなたが心の力みを取り除くことさえできれば、実は、今でも「普段の私」に戻ることは可能です。それが簡単にできるうちは、「うつ状態」と呼ばれていますよね。力みが消せなくなると、持続的に「うつ病の私」に留まることになるのです。

この章でご紹介した方法を何回か試してみてください。僅かなページ数ですが、本気で実践しようとすると、内容としてはかなりのボリュームがあるはずです。もし数が多すぎると思ったら、そのうちの二つか三つを選んで実施するのでも大丈夫です。無理をせず、自分に合った方法を選んでください。

すると力みを取ることがほんの少しできるようになります。落ち込んだ気持ちに少しずつ隙間を空けていくのです。

この段階では、多くを望まないでください。

まだ第一段階ですから、ここまでにできるのはほんの少しなのです。

# 第四章

## 第二の決め手

## ―今に生きる具体的な方法―

私たちは、「今」に生きることができれば、多くの心の問題を未然に防ぐことができ、問題を抱えている人もそこから回復することができます。しかし、いざ実践となると簡単ではありません。

そこで、どうすれば今に生きられるのか、具体的な方法について説明します。いよいよ積極的に、「普段の私」と「うつ病の私」の統合を始めるわけです。

## なぜ、今に生きられないか

私たちは、何かに困ると一所懸命に考え事をします。当たり前ですが、考え事をするというのは人間のすごい能力ですよね。

でも、時には考え事をしない方が良い場合もあるのです。

特に「今に生きる」ことを目指しているときには、考え事は禁物です。なぜなら、考え事は過去の記憶を思い出し、それを加工する作業だからです。つまり、今に生きていないのです【図10】。

何かひどく思い悩んでいるときに、もし「今に生きる」ことができたら、どんなに楽で

[図10] 雑念を捨てるとは

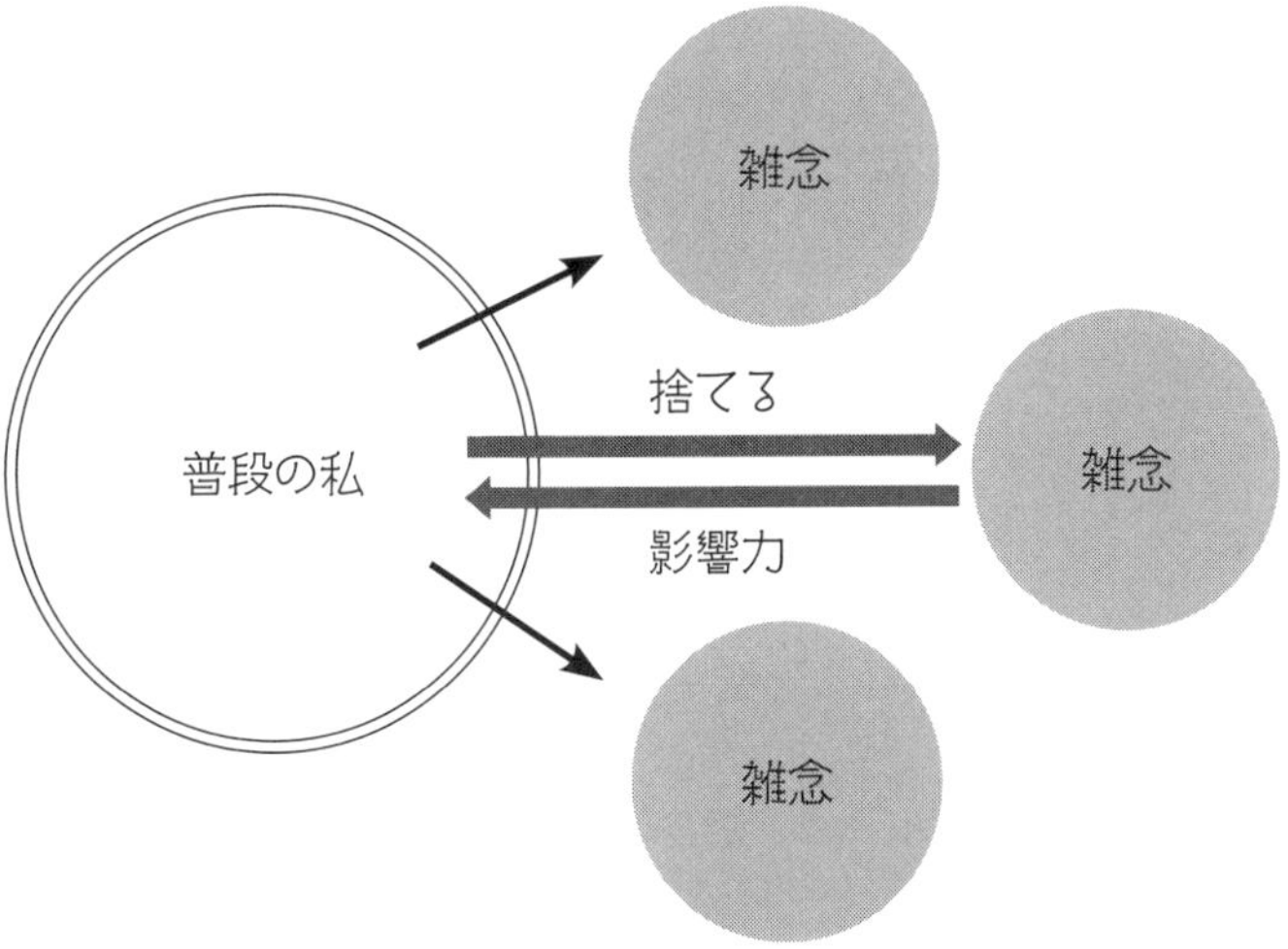


しょうか。それなのに、私たちはなかなかうまく「今に生きる」ことができません。

　禅寺に行くと、「今に生きろ」などと言われます。坐禅をしているときに考え事などすると、警策《きょうさく》という板で背中を叩かれて、「雑念を捨てろ」と言われます。

　しかし、なかなか難しいですよね。雑念は、次から次へと湧いてくるので、なかなか綺麗には捨てられません。

　では、そもそも「雑念を捨てる」というのは、どんなことなのでしょうか。

　実は、「雑念を捨てる」というのは、あまり効率の良い考え方ではありません。「捨てる」というイメージが心の分断につながるからです。

【図10】で示しているように、「普段の私」から分断された心はコントロールできませんので、望まないときにも影響してしまいます。

これに関連して、「白クマ」という遊びがあります。「白クマのことを絶対に考えてはいけない」と決めて、「三、二、一、スタート！」と言うと、ほとんどの人は数秒で白クマのことを考えてしまうというものです。

つまり、「雑念を捨てろ」と言われると、実は、雑念は捨てにくくなるということなのです。

禅寺での修行は、効率よりも修行を大切にするという一面があると思いますので、それはそれで意味のあることだと思います。しかし、私たちは修行を目的としている訳ではないので、効率の良い方法を実施しましょう。

ここではまず、分断された情報はコントロールできないことをしっかりと覚えておいてください。原理としては、雑念を捨てるよりもむしろ「普段の私」に取り込むことが大切なのです。

影響力を及ぼすであろう雑念は、「普段の私」に取り込めば、コントロール可能になり、雑念ではなくなります。「うつ病の私」を「普段の私」に取り込めば、そもそもうつ病ではなくなるのと実は同じ原理なのです。「普段の私」の中に取り込まれた情報は、すべて私たちの支配下に入るので、問題を起こすことがなくなります。

ただし、雑念をすべて「普段の私」の中に取り込むのは短期間では無理です。

そこで本章では、最初に書いた「今に生きる」ことを、「雑念を捨てる」という非効率な方向にも行かず、雑念を取り込むという時間の掛かることでもなく、もっと簡単に実践できる方法について説明することにします。

## 基本的な方法

まず、**「今に生きる」ための最も基本的な方法は、五感を働かせることです。五感は絶えず今を感じ続けるからです。**

近年、米国から逆輸入された仏教的な言葉に、「マインドフルネス」というのがあります。これは、簡単に言ってしまえば、五感を同時に働かせるということです。

皆さんが、普段から最も働かせているのは視覚だと思います。一説には、私たちの感じる情報の七割くらいが視覚によると言われています。

次に多くの情報を取り込むのは、普通は聴覚だと思います。

そこで、「今、私は……を見ている」というように視覚を意識しながら、同時に聴覚を働かせて、「今、私には……が聞こえる」という感覚も働かせてみましょう。ここまでは、普通の人でも毎日やっていることだと思います。

では、この二つを働かせながら同時に何かに触れて、触覚も働かせてみましょう。

実際にやってみると、「同時に」ということがけっこう難しいと感じられるのではありませんか。素早くスイッチを切り替えて、いろいろ感じることは簡単なのですが、「同時に感じ続ける」というのは、かなり難しいはずです。

少し練習してみてください。

何かに焦点を当てて見たり聞いたり触ったりするというよりも、「漠然とした気分で同時に感じ続ける」ようなことになると思います。

もし可能なら、何かを食べてその香りも楽しみましょう。

どうでしょうか。五感全部を同時に働かせることはできましたか。

最初の視覚、聴覚、触覚だけでも良いですから、一日三〇分やってみましょう。

一般的に、マインドフルネスの瞑想を毎日三〇分実践すると、二週間ほどで変化が現れます。それだけで頭の回転が速くなり、充実した生活が送れるようになることが分かっています。

もちろん、あなたは今うつ病なのですから、そこまで大きな成果は望みにくいかもしれません。でも、実践してみる価値は十分にあるはずです。

毎日三〇分実施してみて、そのときの「落ち込み度合い」や「能力の働き」を一〇点満点で採点して、例のノートに記録しておきましょう。

また、最近の状況や気持ちを数行でよいですから簡単に書いておきましょう。

## Eさんでもできた方法

Eさん（女性・四五歳）が来所されたのは、今から一二年ほど前のことです。うつむき加減でゆっくりとした動作。話を聞いてみると、当を得ていて頭脳明晰です。彼女の場合は、気持ちが落ち込むだけでなく、とにかく考え込んでしまって動けないとのことでした。

動けないということに関しては徹底していました。

何か質問をしても、答えるまでにじっくり考えます。どんなに簡単な質問でも、まず、即答はしません。極端な話、表情を変えるにも時間がかかります。

でもそれは、彼女の頭脳がにぶいからではないのです。かなり難しい抽象的な話をしてもしっかりついてくるし、自分の意見も話します。

しかし、よくよく考えてからでないと答えられないし、気分は落ち込んでいて最低だと言います。

暫く雑談をして、ともかく気持ちが少しほぐれたところで、私は、作戦行動に出ました。

私がお勧めしたのは、ヴィパッサナー瞑想。

瞑想と言っても、目を閉じてじっとしているというのではありません。普通に動き回り、普通に生活します。でも、その中で、「今、私は右足を出しました、左足を出しました……」とか、「ミカンを掴みました、皮をむいています」など、とにかくその時々にやっている自分の行動を、心の中で実況放送するのです。

これは、釈迦が悟りを得た方法だと言われています。

まあ、そこまで大げさに考えなくても良いのですが、ともかく「今に居続ける」有力な方法だと言えるでしょう。

Eさんは、何とかして考え込むくせを治したいと思っていましたので、積極的にトレーニングしてくれました。

始めのうちはなかなか上手にはできませんでした。どれほどヴィパッサナー瞑想をするぞと決心しても、すぐに落ち込んだ気分で考え込んでしまうのです。

私は、心理カウンセリングの中で、「一五秒だけやってみましょう」と提案しました。するとEさんは、一五秒間、考えないでいられました。これはすごい進歩です。私は、それ以上は求めませんでした。「やらねばならない」という思いは、そのときのEさんには、背負い切れないと思われたからです。

それで、次のカウンセリングでも、「一五秒だけやってみましょう」と提案しました。今回も、Eさんはちゃんとヴィパッサナー瞑想ができました。

驚いたのは、翌週来られたときのことです。

「一五秒やってみましょう」

という私の提案に、ちょっといたずらっぽく上目がちになったEさんは、

「先生。私、家で五分間できたんですよ」

と言うではありませんか。

人は、進歩が始まるとそれが励みになります。それから一ヵ月ほどして、毎日三〇分ほ

どのヴィパッサナー瞑想ができるようになったEさんは、もう暗い気持ちに翻弄されるようなうつ病ではなくなっていました。

もちろん、Eさんはそれほど重篤なうつ病ではありませんでした。ですから、誰もがこの方法だけで健康になれるとは限りません。

でも、心の問題を解決するには小さな積み重ねが大切なのです。

## さらに簡単な方法

ヴィパッサナー瞑想は、絶対に誰でもすぐにできると言えるほど簡単な方法ではありません。ですから、苦手な人はなかなかできなくても落胆しないでください。

もっと簡単でほとんどの人ができる方法があります。

それは、一般的な運動をすることです。

もちろん、うつ病は症状が重ければ身体を動かすことができません。その場合は、**「第一の決め手」**にもどって練習するか、少し練習を積んで、ヴィパッサナー瞑想にトライしてみましょう。

以下は、一応身体を動かせる人に向けてのエクササイズです。

私たちは、身体を動かしているとき、自然に五感が働き、「今に居続ける」状態になりやすい性質があります。

運動と言っても、簡単な動きから複雑な動き、個人で動くものから、チームで実施するものまでさまざまですね。

今回、提案しているのは、簡単で「今に居続ける」のに便利な方法です。

まず、一人でできること。必要なときにいつでも手伝ってくれる人がいるとは限りませんから、一人でできることの方が便利ですよね。

しかも、どこかの施設に通うとなると、雨が降っていたり、ひどく寒い日など、行きたくなくなってしまいます。いったん行かなくなると、せっかく身に付けたトレーニングの習慣が途切れてしまうかもしれません。

そこで、一人で自宅でできることを考えます。

簡単なところではスキップ。その場で軽く二〇回ほどスキップしてみましょう。これは、血行を良くして毛細血管の流れを改善する働きもあります。うつ病の方は、じっとしていることが多く、自然に血行が悪くなりやすいのです。

これを一日に三回以上繰り返します。

実は、上下運動は精神的に良い影響があります。

ほとんど口も聞けないほどぼけてしまった老人が、奥様とトランポリンの上で社交ダンスの練習をしたら、数週間で元気に会話を楽しめるようになったという例もあります。簡単な運動ですので是非トライしてみてください。

それができるようになったら、全身のストレッチをします。筋肉を伸ばすと血管も強化されます。

徐々に全身を動かせるようになったら、筋力トレーニングができれば最高です。筋肉を動かすことは、積極的な気分につながります。つまり、自分の主導権を取り戻す大きな力になるのです。

腕立て伏せも良いですが、私は、スロースクワットをお勧めします。

完全に立ち上がらず、中途半端な状態から五秒ほどかけてしゃがみます。これも完全にしゃがんでしまわずに途中で止めるのです。次の五秒間でまた途中まで立ち上がります。すると筋肉はスロースクワットをやっている間、ずっと緊張した状態を続けることになり、かなりきつい運動になるはずです。最初は一、二分しか続けられないかもしれませんが、

［図 6］今に生きる

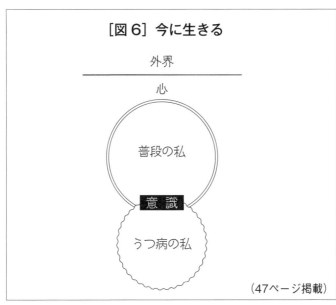

（47ページ掲載）

慣れれば徐々に回数を増やせると思います。

太ももの筋肉は、身体の中で最も太いものです。そこが十分に疲れるまで運動すると、心臓を鍛えることにもつながります。

身体全体が引き締まると精神的な影響も期待できます。心と身体は表裏一体だからです。自分の筋肉で身体の一体感を感じられるようになると、それだけでも不安感が減少します。

そして、もちろん運動をしている間、あなたは「今に居続ける」ことができるでしょう。

もう一度［図6］を眺めてみてくだ

さい。もし可能ならこれにジョギングを加えてください。

距離よりも上下運動を意識して、ちょっと「ピョンピョン」という感じで走ります。外の景色が流れていき、風を感じ、五感を使うには素晴らしいチャンスになると思います。

もしあなたが簡単なストレッチと筋トレ、そしてジョギングを続けられたら、気分の改善が大いに期待できると言えるでしょう。

**運動をすることで、意識は「普段の私」でもなく、「うつ病の私」でもない、中間的な場所に位置して、二つの私を統合する方向に働きます。**

実際に、重いうつ病でない限り、毎日軽く汗をかく程度の運動は、極めて効果的に働きます。

私は、身体を動かせる人の場合でしたら、なるべく運動療法を取り入れるように助言することにしています。そして皆さんは、単に運動するだけでなく、同時に五感をフルに働かせるようにしてください。そうすることで、一段と効果が実感できるはずです。

第五章

# 第三の決め手

## ―踏み固めの法則―

徐々に「自由な私」に近づきつつあります。**大抵のうつ病であれば、この「第三の決め手」までの方法を駆使することで、「普段の私」と「うつ病の私」を統合して、「自由な私」に変身することができるのです。**

ただし、無理はしないこと。無理をすると、意識だけが移動して、再発しやすい状態が残ってしまいます。

もちろん、ここまでをじっくりやっても成功しない場合は、第四、第五の決め手もありますので、心配はご無用です。

## 良い気分へ向かう「毎日記録」

以下に説明する「第三の決め手」を成功させるには、「第二の決め手」で実施している運動を続けながら、以下のような手順が必要になります。やることが増えて、続けられないと思ったら、「第二の決め手」を優先してください。「第三の決め手」は、あくまでもその次にくるものだからです。

①毎日「プラスの記録」を少しずつ書き足して、気分を良くします。
②気分に少し余裕ができたら、「うつ病の私」を感じてみます。
③以上のことを繰り返します。

［図 11］取り敢えず浮上する

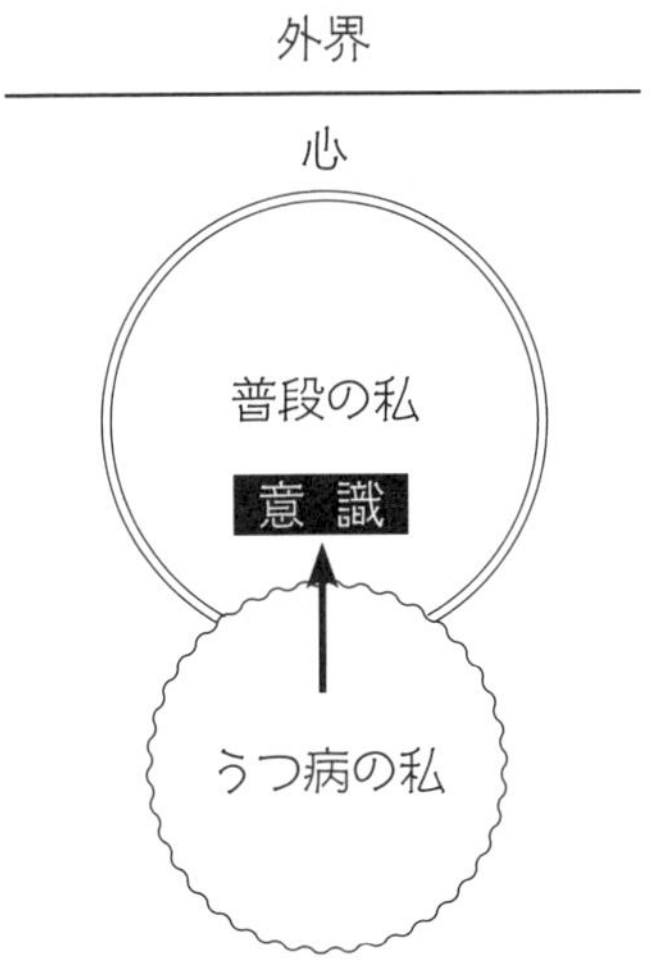


まず本節では、気分を「取り敢えず浮上」させることに着手しましょう［図11］。
そのためには、次の項目について、毎日一つずつ、例のノートに書き足していきます。

## 一　気分の落ち込み度合いと自分の持っている能力のうち、どのくらい使えているか

ここでも「第一の決め手」のところに書いた、「どのくらい落ち込んでいるか」と「どのくらい能力が使えているか」を一〇点満点で書きます。

## 二　今の気分

これは「第二の決め手」に書いた、マインドフルネス、つまり全部の五感を一度に使ったときの気分を書いてみてください。

## 三　今日あったほんの少し良かったこと

もちろん、すごく良かったことを書いてもよいのですが、取り敢えず「ほんの少し良かったこと」を書くつもりでいてください。

## 四　自分の長所か能力

少しでも「これは私の長所（能力）だ」と思ったら書いてください。もし「私なんて、全然ダメだ」と感じていたら、そう感じているときの基準点、何と比較してダメなのかを書いてください。それは「うつ病の私」を全然ダメだと感じている「普段の私」の長所（能力）です。

## 五　好きな人の名前

もし好きな人がいないと感じたら、嫌いでない人でも良いですから、一日に一人、書き足してください。

以上の項目について、一度にたくさん書くのではなく、一つの項目について一日に一つだけ書いて、それを一週間続けてみてください。

書くことが無くなってきたと感じたときも、何とか一つずつ書いてください。ただし、実際以上に「これは良いことだ」とは思わないでください。

たとえば、いつも黙ったままのあなたが、誰かに話しかけることができたとします。そのことについて、本心では「少し良かった」と感じる程度なのに、「すごく良かった！」

などと、無理矢理感激しないことです。ありのままが一番健康なのですから。

## 嫌な気分への積極的な冒険

さて、［図11］の作業が実践できたら、次は［図12］の冒険です。

ここで注意事項があります。

もしあなたが「せっかく楽な気分になったのだから、うつ病の私を感じることなど絶対に嫌だ！」と感じたら、［図12］へ進むのは、「やってみようか」と思えるようになるまで、一時止めておいてください。慌てることはありません。「普段の私」に留まることは、もちろん悪いことではありませんし、「第二の決め手」と併用していれば、それだけでもどんどん心は健康になっていくからです。

**本節の内容は、あくまでも「ちょっとやってみようかな」という余裕が出てきた方に限って実践してみてください。**

まず、説明します。

ここで重要なのは積極性です。消極的な気分のときに、周囲の状況や気分の流れで知ら

**［図 12］積極的に統合へ**

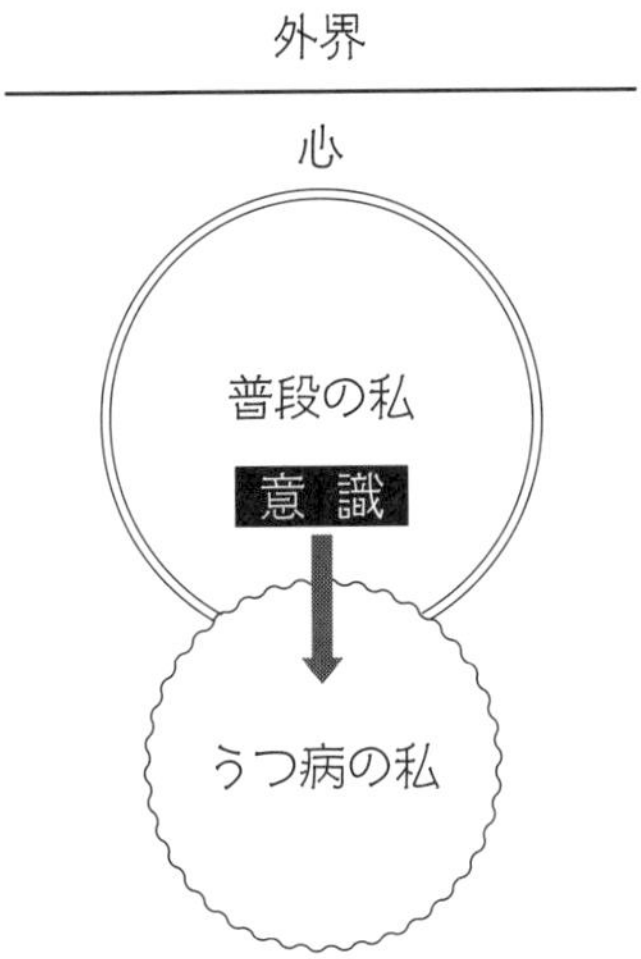


ぬまに「うつ病の私」になると、これは単なる意識の移動になってしまいます。

**しかし、もしあなたが積極的に「うつ病の私を味わってみよう」と考えると、根本的に違う状況が生まれます。**「積極的な私」は、「普段の私」のことなのです。つまりこのとき、あなたは「普段の私」にしっかりと根を張ったまま、「うつ病の私」を感じることになります［図12］。

それからどうしたらよいのか。

**実は、それだけで問題が解決する可能性が大きいのです。**

これが着実に実施できると、「普

段の私」と「うつ病の私」が統合されることになるのです。

**その先にあるのは、もちろん「自由な私」です。**一回では無理でも何回かやっているうちに、徐々に落ち着いて感じることができてきます。

こうした問題の解消には、共通の感覚があります。

問題をしっかりと手の中に入れていたはずなのに、そのまま消えてしまっているという感じです。大切なものが、指の間から砂がこぼれ落ちるように無くなってしまうのは困りますが、問題が霧散してしまうのはとても良い気分ですよね。

## 受け入れたFさん

Fさん（女性・三九歳）にお会いしたのは、今から七年前のことでした。専業主婦ということで、何とか切り抜けてきたものの、一日の大半をうつ状態で過ごしていると言われます。

「ときどきすっきりした気分になるんですが、それを何とか維持しようと思っても、結局元の暗い気持ちに戻ってしまいます」

Ｆさんは、一日に一回か二回は気分がすっきりすると言われます。そこで私は、ここで説明している**「第三の決め手」**をお勧めすることにしました。

「Ｆさん、嫌だ嫌だと思っているのに、気付くと暗い気分になっているというのは、意識が移動してしまっているからです。しかし、もしすっきりした気分のとき、積極的に暗い気分がどんなものだったか、味わってみようと思ってもらえませんか。積極的に味わうと心の構造が変わってくるんです」

私の提案に、Ｆさんはちょっと迷っていました。少しでも長くすっきりした気分でいたいと思うのは当然のことです。

でも、このままでは結局同じことの繰り返しになってしまいます。

何回か原理を確認し直し、Ｆさんはようやくその気になってくれました。

ただし、「怖い」という気持ちが強そうだったので、ちょっとしたテクニックを使います。それは、Ｆさんに「映画館で映画を見るとき」をイメージしてもらったのです。自分が観客席にいるというイメージは、心の中を探索するときの恐怖心を軽減してくれます。

始めのうちは心細いということで、私が積極的傾聴を使いながら伴走します。例によって点数を付けてもらいました。

「今感じている暗い気持ちは、最低の気分を一〇とすると、どのくらいですか」

「そうですね、……八くらいかな、……七かな」

彼女の様子に変化が現れるのには、それほど時間はかかりませんでした。

「あれ、……六かな、……分からなくなってきました」

しっかりと味わっていたはずの「落ち込んだ気分」が、徐々に軽くなっていきます。

もう、映画館でなくても大丈夫になりました。

「あれ……、何か分からなくなりました。私、落ち込んでいるのかしら」

Fさんが、カウンセリングを終えて帰るとき、私は、念のために注意しました。

「Fさん。一回うつ状態が回復しても、完全に治ってはいないかもしれません。だから、また落ち込んだとしても、それほど気にしないでください。そうしたらまた、すっきりした気分のときに、今日みたいに積極的に『落ち込んだ気分』を味わってみてくださいね」

きつねにつままれたような顔をしながら、半ば笑みを浮かべてFさんは帰って行かれました。

数日して電話があり、「あれから、ずっとすっきりしています」とのことでした。

## 治療と予防の両方に効果的

この方法は、あなたが積極的な気分になれればいつでも効果的です。

基本的には、落ち込んだ気分のときは、「いつものように、ときどきはすっきりした気分になるから、それを待っていよう」くらいに気楽に構えることです。反対に、すっきりしたときは、「今はすっきりしているけれども、まあ、また落ち込むこともあるだろう」くらいに、これも気楽に考えます。

とにかく、「普段の私」と「うつ病の私」が、お互いに拒絶感を感じないように心掛けることです。その中で、「普段の私」になったときに積極的な気分で、「うつ病の私」を味わいに行きます。

もし「怖い」という気分が強かったら、前節のように「映画館で自分の心を見に行く」シーンをイメージすることです。

この方法は、うつ病からの回復だけでなく、ほとんどの「困った心の状態」について、同じように効果的です。「普段の私」から、積極的に「困った私」を味わいに行くのです。

また、治療的な使い方ばかりでなく、予防的なことにも使えます。
何か少しでも「困った心の状態」になりそうだと思ったら、積極的にそれを味わいに行くのです。私はむしろ治療的なことよりも予防的な使用をお勧めします。なぜなら、予防的に使うときの方が、「普段の私」に余裕があり、効果的に「困った心の状態」を味わえるからです。

私は、仕事上の必要性から可能な限り自分の心の統合を心がけています。そうした中で、最も頻繁に使うのが本章で説明した方法なのです。

たとえば、テレビでニュースを見ているとき、急に「ちょっと嫌だな」という気分になったとします。私は、いつでもやっていることなので、自分が少しでも嫌な気分になると、そのことに気付くようになりました。

そんなとき、ほんの少し前に、そのニュースで何を見たのかを思い出します。「ああ、あのことを言っていて、そこから昔のことを連想したので嫌な気分になったんだ」と思い出したら、その「嫌な気分の元になったこと」を可能な限りじっくりと味わいます。

すると、無意識に拒絶していた「そのこと」を、「普段の私」の中に取り込むことができるのです。

もちろん、同じことで不快感を味わうことは、二度とありません。

日頃から、このようなことに気を付けていると、世の中の「嫌なこと」が、どんどん減少していきます。嫌なことが減少すると、その分、心が自由になるのです。

# 第六章

## 第四の決め手

# ―大ボスを倒す秘策―

いろいろやってみたけれど、なかなか積極的な気分になれない方、心の奥では何とかして治りたいと願っているのに、どうも腰が重くて「第一の決め手」から「第三の決め手」まで、思うように実行できない方は、この章に書かれている「第四の決め手」を試してみてください。

これはいわば奥の手です。**普通の方法では解決できないくらいしつこいうつ病にも効果がある、秘訣、極意です。**

## 自分のパターンを増やす

たとえば、ロールプレイと呼ばれるゲームで、弱い敵から徐々に戦いを挑み、点数を貯めながら強い敵を倒していき、最後に大ボスを倒すといったゲームがありますよね。

スマホやパソコンでこうした対戦ゲームを楽しむとき、いきなり大ボスを倒しに行く人は、あまりいないと思います。自分の持ち点が少なくて、負けてしまう可能性が大きいからです。何事も手ごわい相手を倒すためには、こちらの点数を上げて自陣を強くしてから戦う必要があります。

本章に書いてある**「第四の決め手」**は、そんな作戦について説明しています。

つまり、いきなり「うつ病の私」を丸ごと「普段の私」と統合しようとしても、なかなか難しいことがあります。そんなとき、**「うつ病の私」の中にいながら、徐々に「普段の私」の力が及ぶように、「うつ病でない私」を引き入れていくのです。**

するとあなたは、うつ病ではあり続けるものの少しだけ楽になります。そして、「普段の私」とも、少しずつつながりが強くなっていきます。


さて、この作戦で大切なのは、いきなり「うつ病の私」の中に「特別に元気な私」を引き入れようなどとはしないことです。相手が手ごわいことは分かっているのですから、ここは慎重にいきましょう。

あまりにも「うつ病の私」から見て違和感のある、あるいは対立している「私」は、ちょっと横に置いて、これなら何とかなるかなというレベルの「私」を引き入れます。

たとえば、あなたがうつの状態のときに許容できる雰囲気の人物を探しましょう。それは、一般的な評価からすれば、暗い性質の持ち主かもしれません。落ち込んでいる人かもしれません。

[図8] 大ボスを倒す秘策

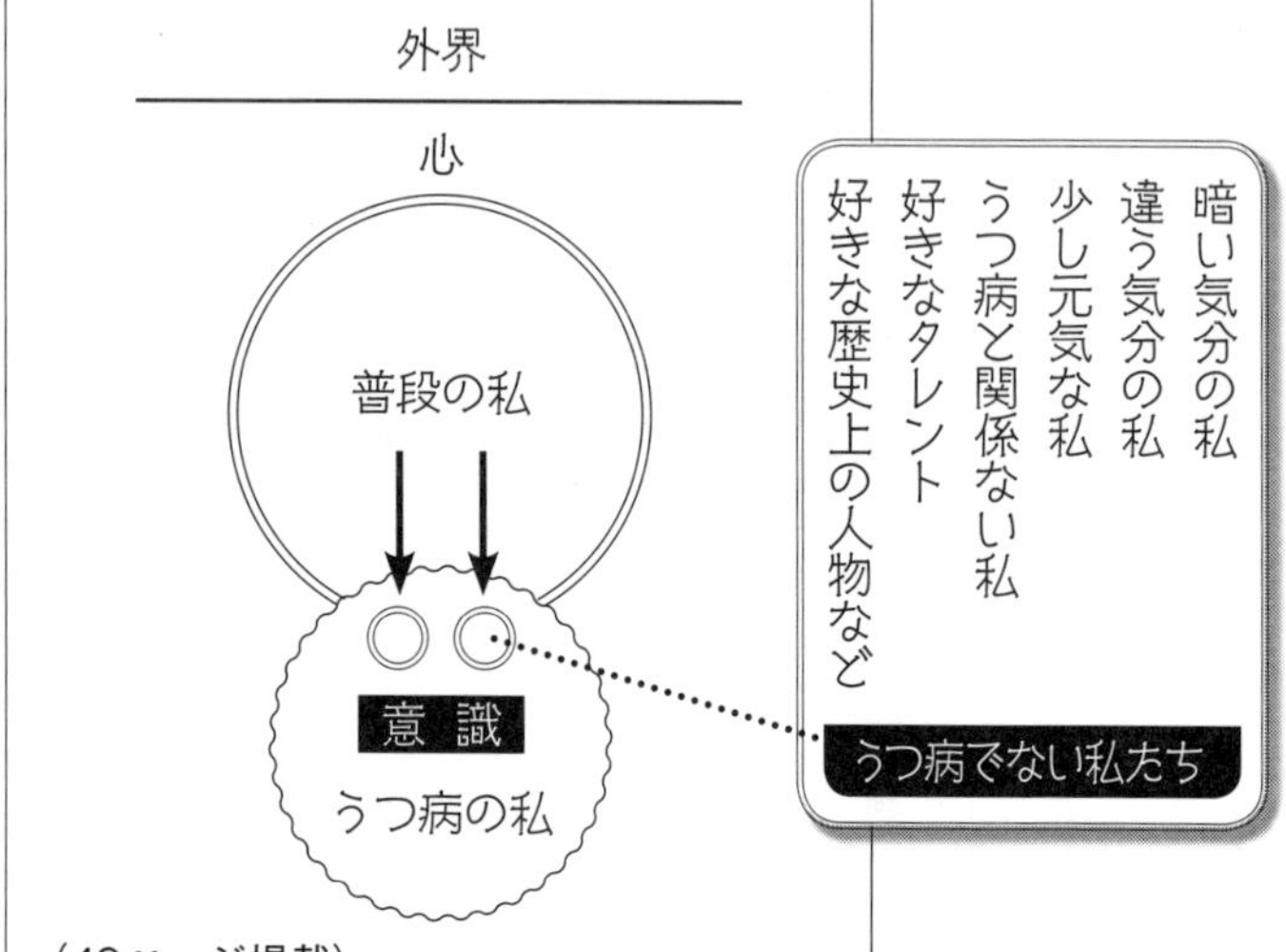


(49ページ掲載)

でも、今のあなたが何とか扱えるようなイメージの人物なのです。

**狙い目は、「うつ病に対立する私」ではなくて、「うつ病に関係ない私」です。**一見、うつ病を邪魔しないようなイメージの私を、一つでも多く「うつ病の私」の中に引き入れるのです。

現実の世界で見つからなければ、小説に出てくる人物でも構いません。もちろん、映画とかテレビドラマの登場人物でもよいのです。

ここで大切なことは、「あなたが扱える人物を探すこと」なのですから。

そして、そのような人物が見つかったら、「あの人なら、どんなふうに感じて、どんなことを考えるだろうか」と想像してみます。

最初は、なかなかその気になりにくいかもしれません。抵抗を感じたら、無理をせずに適当に休んだり、とりあえず撤退して別のことをしても構いません。この本の最初の方に書きましたように、あなたは既にゆっくりと上昇するエスカレーターに乗っているのですから焦る必要はないのです。

嫌だなと感じたら、目をつぶって、しゃがんでしまっても大丈夫です。エスカレーターは、それでもゆっくりと上昇していくからです。

そして、その気になれるときがきたら、また挑戦してみましょう。あなたの見付けた人物を思い浮かべ、「あの人ならどんなふうに感じて、どんなことを考えるだろうか」と、改めて想像してみるのです。

頑張らないでください。

むしろ「最初から五分で中断する」と決めておき、「まだ続けられる」と感じても、決めたとおりに五分で止めておくのです。それを余裕を持って繰り返しましょう。

十分に一人の人物を「うつ病の私」の中に取り入れることができたら、次にまた別の人物を思い浮かべます。でも、急いではいけません。

実際には、**「第四の決め手」**を使わなければならない場合というのは、かなり重症であることが多いのです。そのために、時間をかけて少しずつ現状を打開することになります。

## 一つの例

なかなか適当な人物が見つからないときもあると思います。気分が落ち込んでいるときは、イメージするのが難しいものです。

では、そんな方のために、一人の人物を紹介いたします。

名前を決めなければいけないという訳ではありませんが、とりあえず決めておいた方が便利ですね。そこで、本名は分かりませんが、周囲の人々の呼ぶあだ名が「あなりつ」だったとします。変な名前だと思われるかもしれませんが、釈迦の弟子の名前を使わせてもらいました。

もし、あなたが何かの宗教を信じているのであれば、その宗教にちなんだ名前でも構いませんし、特別に思いつく名前があるならそちらを当ててください。

あなりつは、四七歳の引き締まった顔つきの男性です（もしあなたが、女性の方が良いと感じたら、そのように置き換えてイメージしてみてください）。

彼はいつも俯き加減で静かに動き、一言もしゃべりません。しゃべれないのかどうかは分かりませんが、とにかくまったく黙ったままなのです。若いころ語り切れないほどの悲しい出来事に出会ったという噂があります。

彼は、あなたが座っているすぐ横に腰かけています。

周囲を見渡すと、鎌倉にある落ち着いた寺院の中です。

そして、黙ったままずっと一緒にいます。

あなたは、彼に話しかけても良いし、黙っていても彼は気にしないのです。不思議だけれど、何も心配しないでよい人物です。

彼は、あなたから何を感じ取っていると思いますか。

彼は時折、空を見上げます。無表情のままですので何を感じているのかはっきりとは分かりません。

でも、何かしら、昔のことを思い浮かべているようです。

風が吹いてくると彼の髪が揺れます。

それもじっくりと味わっているように見えます。

もしもあなたが断れば、彼はあなたから遠ざかって行きますが、そうでなければずっと一緒に居続けます。

彼はどんな人物だと思いますか。

何かの証拠がある訳ではありませんので、必ずこのような性格の人だなどとは言えないはずです。でも、あなたの中に何かイメージがあったらそれが彼なのです。

彼になったつもりで少しだけ感じてみましょう。

何となく彼の気持ちが理解できたように感じたら、もう一人、別の人物が現れます。

今度の人物は、あなたが名前を付けてみてください。

実は、彼（彼女）は、今のあなたにそっくりなのです。顔の形もどこか似たところがありますが、それ以上に今のあなたとそっくりの気分だと思ってみてください。

彼（彼女）と話をしなくても、あなたにはそのことが分かっています。

自分とそっくりなのですから想像しやすいはずですね。その似た彼（彼女）について、思いを巡らしてみてください。向こうからあなたを見ても、「私によく似ている」と思っていることでしょう。

彼（彼女）は、今、どんな人でしょうか。その人物になったような気分になってみてください。そして、前のときと同じように、焦らずに何回か繰り返してみてください。

これであなたは、あなりつと、あなたそっくりの人物の二人を「うつ病の私」の中へ引き入れたことになります。

こうしたことを無理せずに、嫌だと感じたら別のことをして、できると思ったときに続けてみましょう。繰り返していくと、もう少し別の雰囲気の人物を、「うつ病の私」の中へ引き入れることができるかもしれません。

嫌だなと思う気持ちが強くなったら気分転換をしてみましょう。

それは、今のあなたの気分から少しだけずれた音楽を聞くことです。それは、ちょっと暗いブルースかもしれませんし、静かな交響曲かもしれません。ケーナなどの民族楽器の曲かもしれませんし、フルートの独奏かもしれません。

現在の気分とあまり大きく離れていると、聞く気分にはなれないと思います。

ほんの少しだけ気分の違うものに触れることが効果を大きくします。今のあなたの気分と、ほとんど変わらないと思われる音楽でよいのです。

もしかしたら、何回目かに「第一の決め手」から「第三の決め手」の中で、実行できるものが出てくるかもしれません。それまで、少しずつ気分が楽になる方法で底上げをしながら機が熟すのを待つのです。

## 背景を変える

さて、前節までの方法で、ほんの少しでも余裕ができたら、次の方法を試してみてください。これは「第四の決め手」の変化技です。

あなたは、前節の二人の人物を「うつ病の私」の中へと引き入れました。

今度は、その二人に積極的に働いてもらいましょう。

たとえば、最初のあなりつとあなたは、前回、鎌倉の寺院の中で会っていました。これを別の場所にしてみましょう。

もし可能であれば、燦々と太陽の光が降り注ぐ海岸とか、稲が黄金色に実った田んぼを見ながらとか、気持ちの良いところを選んでみませんか。

でも、そんな気分にはなれないかもしれません。その場合は、同じ寺院の中でも、広場とかで五重塔を見上げるところなどが良いかもしれません。

やはりここでも無理をしないことです。

なかなか効果が現れなくて、イライラしてしまう方もいらっしゃるかもしれませんが、最初に申し上げたとおり、効果は自覚しにくいものです。せっかくここまで頑張ったのですから、もう少しだけねばってみてください。

二人めの、あなたとそっくりな人物についても場所を変えてみます。この人物については、前回、場所を指定しませんでした。あなたは、どんな場所を選んで一緒にいたのでしょうか。

今回は、思い切って海の中へ入ってみませんか。

同じ海と言ってもかなり南の方の、たとえば沖縄とか、バリ島とかの温かい海です。温度が高いと気分的に楽ですよね。それに、海の中は静かです。

それほど深くは潜らずに、太陽の光が十分に届くくらいのところ。五メートルくらいまでの深さにしましょう。そこには沢山の熱帯魚が泳いでいます。あなたの知っている魚もいくつかいるかもしれませんね。

そんな海の中を、あなたは自分とそっくりな人物と二人で泳いでいます。

イメージできたでしょうか。

もし難しいようでしたら、第六章に書いてある中で、イメージ可能なものだけで良いのです。無理をせずに、間を置いて何回かチャレンジしてみましょう。

## Gさんは、トラウマも解消した

Gさん（男性・四四歳）が来られたのは七年前のことでした。こんなに落ち込んでいて、簡単なことを話すだけでも辛そうなのに、よくご来所いただけたなと驚くほど深くうつ病に悩まされていました。

私は、ゆっくりとGさんに寄り添い、その心を少しずつ動けるようにしていきます。沈黙も会話です。共に時間を過ごし、少しずつ近づいていきました。本書で言うなら**「第一の決め手」**を駆使した訳です。

ただ、肝心のうつを積極的に治す段階になって、厄介な問題のあることが分かりました。ある程度、話ができるようになったのはよいのですが、不安症とうつ病が結びついていて、「今に居続ける」ことがとても難しいのです。

会話の中で、すぐに「ダメだったらどうしたらいいですか」とか、「こんな過去があるからうまくいかないんです」など、山のように障害を描いてしまいます。

そして、疲れ果ててしまったと言います。

子どものころから親や兄弟との関係が思わしくなく、現実的にも孤立無援の状態に置かれていました。

それだけに自分で何でもやらなければいけないという思いが強く、いつも何かに駆り立てられているようなところもあります。思いだけが募り、焦っているのにうつ病なので、まったく動けないのです。

これではすぐに問題解決に向かうのは、かなり難しいと思われました。つまり、大ボスを倒すためには準備段階が必要だったのです。

そこで、**「第四の決め手」**を使うことにしました。

「Gさん、今の『うつ病の私』に受け入れられる範囲で、誰かドラマの登場人物とか、歴史上の人物など、思い当たる人はいませんか」

Gさんは、暫く考え込んでいましたが、「明智光秀って、何か陰気な感じですけど、文化的には京都の作法など知っていたんですよね」と、小さな声で言われます。

「光秀なら、その気になれそうですか」とお聞きすると、「ええ、イメージが間違っているかもしれませんが、私なりになんとか」と言ってくださいました。

「Gさん、それではなるべく明智光秀について、詳しく調べてみてください。できるだけ自分が光秀になったつもりで、自分史を読み解くみたいな気分で調べてみてもらえますか」

その場では、Gさんは小さな声で「はい」と答えただけでした。でも、もともと歴史好きだったのです。ゆっくりではありましたが、光秀についていろいろと調べ始めました。

信長を討ったのにはいくつかの学説があるとか、彼はこんな人物だったみたいだとか、随分熱心に調べてその気になってくれたのです。

そのうちに、「光秀って、死んでなくて、天海僧正《てんかいそうじょう》として徳川家康に仕えたらしいですね」と最近の学説がとても気に入ったようです。

私は、Gさんの顔を眺めながら、随分顔色が元気になったなと感じましたが、黙っていました。

ところが、この天海僧正というイメージが、とんでもない脱皮を可能にしたのです。半年ほどしたある日、Gさんはちょっと興奮気味でした。

「先生、実はね……」と、最近の心境の変化を報告してくれたのです。

「小さいことって、どうでもいいんですね」

天海僧正というイメージが、彼を大物にしたのかもしれません。

それまで、ご両親が兄弟の中で彼にだけ辛く当っていたということで、恨んでいたそうです。それが「過ぎたことですよね」と、私もびっくりしてしまうほど脱皮されたのです。

「人生の一大事って、そんなにないのかも知れませんね」

もちろん、これだけで問題が解決した訳ではありません。まだまだうつ状態は続きましたが、確実に第一歩を進めることができたのです。いったん前に進み始めれば、**「第一の決め手」**から**「第三の決め手」**が使えます。

**「第四の決め手」**は、Gさんにどんな変化をもたらしたのでしょうか。それをたとえ本人から説明してもらったとしても、本当の実感・体験そのものは分かりません。でも、確実にGさんは、一回り大きな人物になっていたのです。

Gさんは、その後半年間通われ、社会人としての再出発を成功させました。

第七章

# 五人の治癒物語

ここまでのところで、うつ病を自ら治癒する方法について、大体のところを学んでいただいたと思います。そこで、実際にうつ病を完全に克服された事例をご紹介しますので、皆さまのご理解を深めていただければ幸いです。

本当は、自分で治した方の例について詳しく説明できればよいのですが、こればかりはご本人の心の中を見る訳にはいきません。そこで、「読者の方から見て分かりやすい」という意味で、ここに挙げているものは、すべて私の心理カウンセリングの例です。

いずれも本書に書いてある**「第一の決め手」**から**「第四の決め手」**を使っていますので、参考にしてください。

## 重症だったHさん

Hさん（男性・三二歳）が来所されたのは、今から一二年前のことでした。動きが鈍く、身体を少し動かすだけでもとても辛そうにしています。すぐに重度のうつ病であるのが分かりました。医師に薬を処方してもらっているものの、なかなか思うように回復しないということです。お勧めできることではありませんが、Hさんは主治医から処方された薬を徐々に飲まなくなってきたそうです。それで、完全なうつ状態なのです。

お引き受けするべきかどうか、少し悩みました。

しかし、「何とかして治りたい」というHさんの思いだけはブレることがありません。

私は、その日は積極的傾聴にとどめ、主治医に許可を頂いてから本格的な心理カウンセリングに入りました。

いろいろ聞きたいとは思いましたが、Hさんからは明確な答えがなく、ひたすら辛そうにしています。私は覚悟を決めました。

「Hさん。もちろん、あなたの意志で私から離れて行くことは、いつでも自由です。でもね、私の方から手を離すことは決してありません。あなたが、底なし沼に沈んで行ったとしても、私は手を離すことは無くて、一緒に沈んで行きますよ」

それまで下を向いたままだったHさんが、僅かに視線を上に向け、私と目を合わせました。

さて、Hさんのように重い症状を抱えている方の場合、留意すべきことがあります。それは、症状の重さと治り難さは別の問題だということです。もちろん多くの場合は、症状が軽ければ治りやすく、重ければ治りにくいという関係がありますが、必ずしもそうだとは言えないのです。つまり、たとえご自身で重症だと感じていたとしても、諦める必要はないということです。

Hさんの場合、これほどの重症でありながら、「治りたい」という思いがブレません。これは、症状から直接推察されるよりも遥かに治りやすい可能性を示していました。

このような場合、極めて重要になるのが**「第一の決め手」**、**「ホッとする」**です。積極的傾聴など、寄り添う方法は、この**「第一の決め手」**につながりますが、私はそのレベルを超え、ほとんど沈黙しているHさんを見つめ、最高度に密着していきました。

自然に呼吸が合い、Hさんのちょっとした仕草にも意味を感じられるようになります。すると、息が詰まるほどの重苦しさ、悲しさ、虚しさなどの感情が、私の心に流れ込んできます。これでは動けるはずもありません。

ときどき上目使いに私を見るHさんの目は、「お前に分かるのか」と問いかけ、同時に「何とかしてくれ」と、私の胸を叩いているかのようでした。時折、少しだけ話しかけてみます。

「Hさん。今あなたが感じているのは、重苦しさ、悲しさ、虚しさなどを分けて考えると、どれが一番近いですか」

「……」

Hさんは、答えないこともあります。

「虚しさ……かな」

小さな声で答えることもあります。

一ヵ月ほどして徐々に私とのつながりが強くなると、彼の顔に僅かではありましたが、さまざまな表情が現れるようになりました。私は、その表情を読み取り、そこに調和するような話題を話し続けました。

「今日は、いつもより明るい服装をしておられますね。そんな気分なんですか？」

別の日は、

「今日は、沈んだ気分のようですね。……では、一緒に沈みましょう」

そして、

「今、沈んで行っている感じですか。こういうときは、慌てずに、底に足を着けるとよいですね」

「……」

Hさんは、なかなか反応してくれませんが、根気強く密着し続けました。

そしてあるとき、Hさんの左肩に力が入っているように感じました。

「Hさん。今、何かから身を守りたいと感じていますか」

沈黙を続けるHさんに、もう少し掘り下げてみました。

「何か怖いと感じていますか」

Hさんは、小さく頷きました。

別のクライアントであれば、「それは何ですか」などと掘り下げるのですが、今のHさんには、そこまでは望めません。

「では、一緒に逃げましょう」

Hさんは、怪訝な表情で私を見ています。

「逃げて、いいんですか」

そう言うHさんの声は、声帯が緩んでいました。チャンスかなと感じ、少しずつ「ホッとする」時間を長くしていこうとしました。

ところが、次の瞬間、急に暗い顔になりました。これは防衛が働いた結果に違いありません。つまり、治ることを怖れているのです。

しかし、このことは反面、先ほどまでの気分が、Hさんにとって出口に近づく方向であることも示しているのです。だからこそ防衛が働いたと思われるからです。

「Hさん。逃げていいんです」

「逃げていい？」

「ええ」

Hさんの肩から、すっと力が抜けました。

数分、その余韻を味わっていただきます。この「ゆるむ実感」が極めて重要なのです。

新しい気分に馴染んでいただいたところで、私は続けました。

「一緒に逃げましょう」

もう一度言うと、Hさんは珍しく私を見つめながら、「はい、逃げます」と、前よりもさらに緩んだ声で言ってくれました。

このときHさんは、実は、最初にして最大の山を越えていたのです。眉間にあった皺が無意識に浅くなっていきます。両肩に入っていた力もさらに抜け、すっと下りていきます。

ここで私は、Hさんが音楽の趣味があったことを参考にして、宿題を出しました。

「Hさん。今のあなたが聞いていて、違和感のない音楽を探してみてください。クラシックでも、演歌でも、何でも構いませんから、なるべく沢山探してみてください」

「違和感のない曲ですか……」

次の週、来所されたHさんのノートには、一五曲も音楽の題名が書かれていました。

もう、大丈夫です。Hさんは、一見微動だにしないように見えるうつの壁に、ほんの少しだけホッとすることで、大きなひびを入れることに成功したのでした。

彼が最悪の時期を脱し、徐々に元気を取り戻して社会復帰を果たしたのは、一年半後でした。

**【治癒のポイント】**

一　重症の方の場合、「第一の決め手」、つまり「ホッとする」ことが、何よりも重要な第一歩になります。

二　症状が重いからといって、治り難いとは限りません。決して諦める必要はないのです。

三　心理カウンセラーがいないときは、まずは違和感のある物事から逃げて身を守り、自分に調和するもの、たとえば音楽、映画、本などを探して「ホッと」しましょう。

## 地面が傾くJさん

Jさん（男性・三三歳）が来所されたのは、今から九年前のことでした。うつ状態だとは言われますが、それと共にとても神経質に辺りを見回したり、私の目を覗き込むような仕草が目立ちました。

「緊張すると、地面や床が傾いて感じられるんです」

いろいろお聞きしていくと、問題を自覚されたのは学生時代で、教科書を鞄にきちんと入れたかどうか、何度も確かめないと気が済まないとか、家のカギを掛けたかなども、三回は見直すようになったと言います。

そのうちに、環境が変わると緊張しやすくなり、ついに地面が傾いて感じられるようになってしまったそうです。

耳鼻科とかいろいろ病院を回ったそうですが、身体的には異常はなく、心理カウンセリングを受けることにしたと言います。

成育歴をお聞きすると、父親はJさんの進路には関心がなく、母親が車で塾の送り迎えをするなど、全面的に高校生だったJさんの世話をしたそうです。

ところが、Jさんには塾に馴染めないところがありました。実は辞めたいと思っていたのですが、母親があまりにも一所懸命だったので、言い出せなかったそうです。

Jさんを絶えず駆り立てていたのは、「大学入試に合格しなければならない」とか、「一流大学で良い成績を取らなければいけない」などの義務感です。なかなか思うように勉強がはかどらないと、必死に義務感を鼓舞して頑張ったと言います。

しかし、それは長続きしませんでした。最近は精神的な疲れがたまり、気力が衰えてしまって自分をやる気にさせることができなくなり、それと共に、徐々に暗い気持ちになってきたようです。

ある意味では、燃え尽き症候群と言えるかもしれませんが、むしろまだ自分の人生を見付けていないことが大きいのではないかと推察しました。心の底から望む目標さえあれば、人の心は強くなります。

ところが、Jさん自身は、「目標は？」と聞かれても明解な回答を返せません。答えたとしても自分の気持ちではなく、頭で考え込んで決めたことを整然と語るばかりです。Jさん自身の実感があまり感じられないのです。

これでは、まるで味のない食事をするようなものです。味わいのないつまらない時間が続くとしたら、そんな人生の中で明るい気持ちになれるでしょうか。

「あなたは、どうなりたいのですか？」

「あなたは、何が欲しいのですか？」

そんな問いかけに答えにくい人は、似た状態かもしれません。

私は、彼の「頭で考えて行動を決める」という強烈な癖が、問題の大きな原因になっているると考えました。考えるという心の働きは、過去の情報に基づいています。Jさんに決定的に不足しているのは「今に生きる」、つまり「第二の決め手」です。

私は、本人と話し合いながら、簡単な運動のプログラムを組んでいきました。

① 簡単なストレッチ
② 腕立て伏せとスクワット
③ 三〇分のジョギング

運動以外にも「今に生きる」方法は沢山あります。たとえば、何かの芸術作品の創造に夢中になることなどです。とりわけ陶芸でロクロを習うようなことができれば、どんな人でも雑念を吹き飛ばせます。また、合気道のような「相手のいる武道」は、嫌でも「今に集中する」必要がありますから、成功しやすいはずです。

舞踊やダンスなど、原則、身体を動かすことであれば、何でも役に立ちます。もし可能なら、何かジャグリングのような大道芸とか、変わった選択もありかもしれませんね。

また、文化的なことが得意であれば、茶道、華道などの芸道も大きな力を発揮します。

セラピストは、これら幅広いところからクライアントに最も効果的と思われるものを選びますが、ご本人の場合は少し違った視点の方が良いと思います。それは、今自分にできることを選択するのです。厳密なことを言えば最適ではないのかもしれませんが、決して効果が少ないとは言えません。

最適かどうかといった細かいことよりも、着実に実行すること。実行し続けることが何よりも大切なのです。

Ｊさんは、前述の三要素の運動を本当に熱心に続けてくれました。運動は「今に生きる」と共に、身体の平衡感覚も鍛えてくれます。

「床の傾きがなくなりました」

彼がそう言ったのは、二ヵ月も経たないころだったのです。私から離れた後も、さらに運動を続けていくことで、Ｊさんはその他の神経質な癖も急速に消えていったと言います。

**【治癒のポイント】**

一　もし人生に味わいが不足していると思ったら、「第二の決め手」、「今に生きる」ことが最も重要なポイントになります。

二　運動や芸術、相手のいる武道、芸道など、何かに集中できれば「今に生きる」ことができます。

三　具体的に何をするかを決めるとき、セラピストは専門的な知識の中で最適なものを探しますが、ご自身で考えるときは、何よりも「今すぐに着実に実行できるもの」、そして「実行し続けられるもの」を探してください。

## 多重人格者？のKさん

Kさん（女性・一八歳）が来所されたのは、今から一八年前でした。最初にお父さんが来所され、「娘の様子が変なんです」とのこと。スクールカウンセラーや病院の精神科にも行ってうつ病と診断されたそうですが、一向に改善の兆しが見えないために不安になったと言われます。

お父さんは、あまり世間には知られていないけれど、役者さんだそうです。

主治医の許可を頂き、Kさんのカウンセリングを始めたのは、その翌週からでした。

「私、多重人格者なんです」

Kさんは、いきなりそんなふうに話し始めました。

「多重人格者？」

「ええ、ですから今は、Kではなくて、カオリなんです」

「そうですか、カオリさんなんですね」

私は、ごく自然に受け答えをします。もちろん、目の前の女性は、多重人格者などではありません。でもご自身ではそう思いたいのでしょう。

一口にうつ病と言っても、少しずついろいろな要素が混ざっていて、実に多様なのです。Kさんの場合、「普段の私」から逃げなければならない理由、あるいは自分が何役もしなければならない理由があるはずです。

こうした創作的な異常を示す方の場合、ご本人が本当のことを話したがりません。ですから、自由に話をしていただき、こちらで解決策を探す方が成功率が高いのです。

Kさんの場合、自由に話ができる状態であり、うつ病の面だけを考えるならとても軽い状態だったので、それが可能でした。

「では、カオリさん。今、どんな気分ですか」

「重苦しい気分です」

「その重苦しさは、一〇〇パーセントが一〇で、まったく重苦しさがない状態がゼロだとすると、今、いくつくらいですか」

「……七くらいです」

そこから雑談に入ります。なるべくさまざまな話題をお話しするようにしました。つまり、私との接点を増やしたのです。Kさんは、普通に話せるレベルでしたので、それが可能でした。

でも翌週来られたときは、少し様子が違います。

「今日は、マリコです」

「なるほど、マリコさんですか。それではマリコさん。今、どんな気分ですか」

そしてまた、さまざまな話題について語り合いました。

私は、可能な限り彼女に密着し、抵抗が生まれないように寄り添い続けました。Kさんは、普通ならびっくりするような話題を出してきます。

「私、ときどき、できるだけ沢山の人を殺したいと思うんです」

「焼身自殺したら、新聞に載るでしょうね」

「東京タワーを下の方から燃やしたら、綺麗だと思いませんか」

でも私は、いつも同じ調子で相手を続け、話題の中に隠れている共通因子を探しました。

そしてそれと同時に、Kさんがどのように名乗っても、いつも同じように接したのです。

このように、「いつも同じ」という状況は、相談者の安心に結びつきます。安心して、さまざまな登場人物の間を行き来しながら沢山の話題をお話しして、カオリさんやマリコさんなど、登場人物の全体としてのまとまりを作っていきました。これは「**第三の決め手**」、つまり「**踏み固めの法則**」です。

そして、準備が整いました。

ある日、私はKさんを正面から見つめました。そして、静かに問いかけました。

「今日のあなたは誰ですか？」

彼女も、私の様子の変化を察知したのでしょう。

「今日は……本人です」

「そうですか。では、Kさん。これまでにあなたと話した話題に付いて、少し振り返ってみたいと思いますが、いいですか？」

「はい」

「多重人格者のKさん。沢山の人を殺すKさん。焼身自殺するKさん。東京タワーを燃やすKさん。そんな話題がありました」

「……ええ……」

「とても目立ちますね」

「……」

「沢山の人の注目を浴びたいですか」

「そんなことはありません。私は臆病で、人の目が怖いんです」

「そうですね。Kさんは人の目が怖い。でも、心のどこかですごく注目されたいと願っている？」

「……さあ、分からないです。そんな気もします。でも、分からないです」

「そうですか。では、Kさん。お父さんのこと、好きですか」

「はい、好きです」

「どのくらい好きですか」

「……さあ、とても好きです」

「そうですよね。Kさんは、お父さんが大好きだと思います。……お父さんに、どうなって欲しいですか」

「……」

「今、お父さんは、一〇〇パーセント満足できる状態でしょうか」

「いえ……」

「Kさんにとって、とても大切なお父さんなのに、問題がありますか」

「問題ではないですが……」

「うん、問題ではないけど？」

暫くの沈黙がありました。

「もっと、有名になれば……」

そしてKさんは、また沈黙し、ずっとそのままでした。

「Kさん。あなたは、お父さんに、もっと有名になって欲しいんですね。それをまるで、自分のことのように感じているんですね」

「自分の？」

Kさんは、下を向いたまま、静かに泣き始めました。

私はできるだけ穏やかに言いました。

「あなたは、とても臆病で人目が怖いのに、頑張りましたね。心の中で、お父さんの分まで目立とうとしていましたね。大好きなお父さんの力になりたかったんですね」

三〇分ほどして笑顔を取り戻したKさんは、元気に出て行かれました。

一見複雑に見える問題も、その多くは「親に愛されたい」、あるいは「親を愛したい」という狂おしいほど強烈な欲求が隠されているものです。

Kさんの場合は、それまで演じていたいろいろな人格を統合したとき、全体としてのご自身の本当の気持ちを感じられるようになったのです。

もし皆さんが、セラピストなしで**「踏み固めの法則」**を利用したいと思われたら、違った気分のときの思いを、同じノートに書き並べてみるのも効果的です。後で何回もそれらの異なる気分の記録を読み返して見るのです。

できることならそのノートをカギの掛かる引き出しや金庫に保管しながら、安心して書き並べてみてください。誰も読まないと分かっていても、あなたの潜在意識が安心しますので、こうした「秘密の保護」は効果的なのです。

**【治癒のポイント】**

**一　一見不思議な状況も必ず必然的な理由があります。心理カウンセリングは、まるで探**

偵小説を読むような謎解きなのです。そのことは、ご自身で心を改善するときでも同じ事情だと言えます。

二　私たちの心は、いくつもの部分に分かれていると、謎解きが困難になってしまいます。そこで、全体が一つになるように、「第三の決め手」、「踏み固めの法則」が効果的に働くことになります。全体が一つになったとき、私たちの心はとても賢くなり、名探偵のように心の謎を解いてくれます。

三　一見、複雑に見える問題ほど心の奥底では「親から愛されたい」、あるいは「親を愛したい」という単純で強烈な欲求が隠されているものです。

## ご両親が教育者のLさん

Lさん（女性・三二歳）が来所されたのは、今から一七年前のことでした。下を向いたまま、ひどく心細いという表情で、ぽつぽつと話を始めます。ご両親が学校の先生をされていて、ご自身はずっと優等生だったそうです。

上に二人のお姉様がいて、皆、教育者になったのですが、Lさんも尊敬する母親と同じ道を選んで中学校の先生になりました。

ところが、そこから段々と落ち込むことが増えてきたそうです。話の内容はしっかりしているのですが、ときどき何を話していいか分からなくなるようで、断続的に沈黙されます。

極めて几帳面なLさんは、テストの採点やら生徒たちの父母への伝達文、翌日の準備など、毎日仕事を家に持ち帰り、深夜まで忙しいそうです。疲れ果ててしまい、最近は母親に車で学校まで送ってもらうことが増えたと言います。一人では学校まで行けないほどの状態なのです。

しかし、目の前のLさんを見れば、それも限界に近付いていることは明らかです。心身共に、ボロボロになってしまっているといった印象でした。

一通り成育歴をお聞きして、私は、是非ご両親にお会いしたいと思いました。この問題は、Lさんお一人では解決しにくいと感じたからです。

一週間後、Lさんと一緒に来所された母親は、Lさんを見ただけではとても想像しにくいほど、快活で活動的な方でした。既に退職されていましたが、何かと昔の楽しかった仕事の話をされます。とても活躍されていて、周囲から頼りにされていたようです。

その中で父親については、「もう少し娘のことを考えてくれたらと思います」と言われ、無関心を嘆いていました。

Ｌさんのことをお聞きすると、「本当に可哀そうで」と言われますが、その割に、現状を打開しようとする具体的な行動は考えていないようです。

二人はとても仲良しです。

前回も、カウンセリングを終えたＬさんは、最寄駅でお母様と落ち合い、二人で一緒に帰宅されたようでした。

世間一般では、これは典型的な共依存と呼ばれる状態です。世話をする役割の母親と、世話をされる側の娘の共依存です。そのシステムの一環として、Ｌさんはうつ状態になっているのでした。一筋縄ではとても成功しそうにもありません。

何回か、私はお母親に提案しました。

「お嬢さんの独立性を確保する必要があります。なるべく過干渉にならないように、手出しをしないでいただけますか」

すると母親は、本当に素直に言われます。

「そうですよね。私も気付いてはいたのですが、なかなかうまくできませんでした。この際、きちんと娘を独立させるように心がけます」

しかし、実際にはそうはなりません。

毎回、Lさんを駅で待っている母親。母親を呼びだしたときには、「一緒に帰ろう」という、Lさんからの呼び出し電話。私の助言はまったくの空振りとなりました。頑強な砦の大きな門を素手で叩いているような感もありますが、家族のシステムというものは、そんなものなのです。

Lさんご本人も、「治りたい」とは言われるものの、心全体として本当にそう思っているのか疑問な点が多々あります。学校の傍に部屋を借りて、一人で生活するといった提案は、「無理です」の一言で否定され、その他の現状を変える提案もどれも検討するところまでいきません。

私としては、極めて例外的に足踏み状態のまま、二ヵ月半が過ぎてしまいました。

家族カウンセリングとして本格的に取り組むべきなのか、作戦の岐路でもありました。このままでは、事態を進展させることが難しい可能性があるからです。

しかし、そうした難しさを感じながら、六回めのカウンセリングを行っているときでした。

「先生は、テレビのアニメなんかご覧にならないのでしょうね」

と突然言われます。唐突な言葉には、重大な背景が隠されているものです。

「いえ、ちょくちょく見ていますよ。何か好きなものがあるんですか？」

すると、『宇宙戦艦ヤマト』が好きだったと言われます。

「勇ましいんですね」

そんな私の言葉を無視して、

「イスカンダルって、敵の星と連星《れんせい》だったんですよね」

私は何気ない振りをしながら、待ち望んでいたチャンスが来たと直感しました。Lさんの腰が引けてしまわないうちに、何とか捉えたいと必死でした。

こんな場合、少しでもずれたことを言ったり、手順を踏むことで時間が過ぎてしまえば、大切なイメージがLさんの心から逃げてしまいます。

「イスカンダルって、綺麗な星だったようですね」と、私。

「でも、宇宙のどこかへ飛んで行ってしまいそうな星だったんです」

Lさんが、私に意識的に謎かけをしているのではないことは明らかでした。

私は、静かにその彼女の言葉を受け止めました。

「そんなに、消えてしまいそうな星だったんですね」

「ええ」

私は少しの時間だけ待ちました。

「消えてしまいそうな星って、何を意味しているんだろうか」

さまざまな仮説を思い浮かべて比較検討しながら、Ｌさんの顔を見つめます。そして、

「それは、お父さんみたいに？」

Ｌさんは、ご本人も気付かないうちに、心の内面を語っていたのです。「え」と、小さく驚かれました。

それから、一五分ほどの沈黙。

「お父さんは……」

後は涙が流れ出て来て止まらず、言葉になりません。

私がご両親の来所をお願いしたとき、母親は父親に知らせなかったと言います。

**ようやく、Ｌさんの「うつ病の私」の中に引き入れるべき強力な人物を探し当てることができました。父親こそ「第四の決め手」のキーマンだったのです。**

「Ｌさん。お父さんに来てもらえませんか。もしＬさんがお父さんに伝えにくい状況なら、私がお宅にお邪魔して私からお伝えしますよ」

「いえ、私が言います」

初めてLさんがきっぱりとした口調で言いました。

誰の心の中にも、とても力強くて、その人の人生を光の中へと導いてくれるキーマンが住んでいます。誰の心の中にも、既に、そのキーマンは存在します。それを見つけ出すことができれば、事態は急転するのです。

もちろん、それですべてが解決した訳ではありません。でも、母の座を降りようとしない母親をなだめながら、急速に回復したLさんは、もう自分の人生の主人になっていました。

そして一年後には立派に独立され、社会人として活躍し始めました。

【治癒のポイント】

一　心の問題が単純な正面突破では解決できないとき、「第四の決め手」、大ボスを倒す秘策があります。

二　誰の心の中にも必ず問題を解決できるキーマンが既に住んでいます。

三　あなたがそのキーマンを探し出すことができれば、人生の流れを急変させることができます。

## 被害妄想のMさん

Mさん（女性・三四歳）が来所されたのは、今から一五年前でした。

席に着いたあと、最初のうちは、私が質問しても口の中でぶつぶつと声にならない声で話をされます。下を向いたままなのですが、落ち着かない様子で、目玉だけをきょろきょろと動かしていました。コーヒーをお勧めすると、カップを両手で抱えるように持ち、でも飲む様子はありません。

「待っていますから、少し落ち着いたら、今感じていることを教えてくださいね」

一〇分ほどすると、ようやく私と視線を合わせることができました。

「私、この先、どうなるんでしょうか」

それが第一声でした。

私はなるべくゆっくりと質問していきました。

役所に勤めていて、首にはなっていないけれども、なかなか出勤できないでいること。辞めたいけれども、ここを辞めてしまったら、もうどこにも就職できないだろうこと。子どものころ、両親からひどく批判されて育てられたこと。他人の気持ちが分からず、知らないうちに周囲から悪意を持たれてしまうこと。

こうしたことを、テーマごとに整理することなく切れ切れに話されます。私は、こちらでテーマごとにまとめたメモを読み上げ、「これでいいですか？」とお聞きすると、首を縦に振りました。

「今、一番の悩みは何でしょうか？」

「さあ、沢山あります」

「うん、沢山あるみたいですね。でも、その中で一番の悩みは何でしょうか」

「……さあ、……沢山あります」

「そうですね。沢山ありますよね。では、主なものを三つ選べますか？」

「……失敗したらどうしようとか、……周囲の人が攻撃してくるとか、……この先どうなるんだろうとか……、やはり仕事で失敗するとか……、周囲にどう思われているんだろうかとか……、誰も相手にしてくれないとか……、失敗するのが怖いですよね……、あ、三つでしたね」

私は、Mさんの瞳をしっかりと見つめました。今はうろたえていて、思考が極端に混乱していたようですが、多分、落ち着いたときの彼女はそうではないだろうと推察しました。

「では、仕事で失敗したらどうなると思いますか？」

「……分かりません……」

そこで私は、まずは**「第一の決め手」**を使うことにしました。

「Mさんは、バスに乗ることはありますか」

「ええ、ときどきは。と言うより役所に出勤するときは、いつも使います」

「そのバスは、どんな色をしていますか」

「え、色ですか……、えーと、緑っぽい色だったと思います」

こんなふうに、Mさんの生活の場面をいろいろと思い出していただき、彼女の気持ちを少しずつ動ける状態にしていきます。

「Mさんは、海と山では、どちらが好きですか？」

「え、さあ？……、山かな……」

「山のどんなところが好きでしょうか」

「え、……何となく、雰囲気と言うか」

「なるほど、雰囲気なんですね。その雰囲気をもう少し詳しく表現できますか」

「……何か、風が吹いて来て、草がサワサワと音を立てるような……」

「Mさんは、今、まるでその場にいるような表情になりましたね」

「え、そうですか？」

「ええ、とても気持ちよさそうな表情になりました。もう一度、その場にいるような想像は、できますか」

「さあ……」

ここで私は、いくつかの場面を想定して、Mさんに「その場にいるような気分」になってもらいました。これは「第二の決め手」、つまり「今に生きる」ですね。**空想の場面であったとしても、それを「今、五感で感じている」状態になれば、それは「今に生きる」ことにつながるのです。**

「Mさん。今、どんな気分ですか？」

「さあ……、少しだけ楽かな……」

「そうですか。するとMさんは、本当に困ったとき、とりあえず少しだけ楽になる方法を手に入れたことになりますね。どうですか」

「はい、……そう思います」

「では、もう一度お聞きしますね。一番の悩みは、どんなことでしょうか」

「……周囲の人たちが、みんなで私に意地悪をすることです」

「なるほど。それはどんな意地悪ですか」

「いろいろです」

「いろいろあるんですね。何か具体的な例を挙げられますか？」

「さあ……、いろいろあって……」

「うん、いろいろあって、それでMさんの気持ちとしては、意地悪をされているというイメージが強いんですね」

「ええ」

「では、意地悪をされたとき、Mさんは、どうされますか」

「え……、何もしません」

「何もしない。意地悪をされているのに、じっと耐えているのですか？」

「ええ、そうです」

「では、意地悪の具体的な例ではなくて、どんなときに意地悪をされることが多いですか」

「失敗したときです」

「仕事で失敗をしたとき」

「ええ、そんなときは、意地悪をされます」

ここで、大体のことが分かりました。Mさんは、困ったことが起きたとき、自分を被害者だと思うことで、心を安定させていたのです。

二ヵ月ほどかけて、私は、Mさんとの信頼関係を深めていきました。その間、彼女がどうして被害者意識を持ちやすくなったのかということも、明らかになりました。

父親は商社マンで、いくつもの国の支社を転々としていて、母親と小学生のMさんも、何度も一緒に転居していたのです。次々に変化する生活環境の中で、彼女は自分のアイデンティティーを保つことが困難になってしまいました。

その結果、「私は非力な被害者なんだ」という自己イメージが、最後の砦になってしまったのです。

それ以来、大人になってからも何か問題が起きるたびに、子どものころの自分に帰り、私は非力な被害者だという思いに包まれるようになったのでしょう。

徐々に落ち着きを取り戻しつつあったMさんに、ある日、私は、キーとなる質問をすることにしました。それは、家で父親の大切にしていたワイングラスを割ってしまったという話から始まりました。

「Mさん。どんな気持ちですか」

「また、失敗してしまったという、すごく嫌な気分です」

「そんな自分をどう感じていますか」

「最低です。両親からも見放されるのではないかと、とても不安です」

「うん、不安ですよね。その不安な自分を、もう少し実感を込めて表現できますか」

「さあ、実感ですか……、最低です。何をやっても失敗ばかりで、ダメな私です」

「なるほど、ダメなMさんなんですね？　……では、ちょっとじっくり味わって、考えてから答えてください。そのダメなあなたをダメだと判断しているのは、誰ですか？」

「え……」

「あなたの前に、ダメなMさんがいる。そのダメなあなたを見て、ダメだと感じているあなたです。それは、誰ですか？」

「さあ……、私です」

「ええ、それもMさんですね」

「ええ、私です」

「では、ダメなMさんから、その人を見ることはできますか？」

「……よく分かりません……」

「では、もう一度、さきほどのように、ダメなMさんを眺めてみてください」

「はい」

「その見ている方のあなたから離れて、ダメなあなたになれますか」

「……はい……」

「そこから、自分を批判していたMさんを見てください」

「何か、変な気分です」

「それでOKです。もう一度、繰り返してみましょう」


こんなふうに何度も繰り返しました。**これは「第三の決め手」、つまり「踏み固めの法則」を少しだけ変形させたものなのです。**

被害者意識の強い「うつ状態のMさん」は、こうして徐々に「普段のMさん」との結びつきを強めていきました。

そして、最終的な段階がやってきました。

ここで私は、被害者意識を持つ前のMさんに、アプローチすることにしました。誘導瞑想という方法を使って、小学校三年生のMさんと現在のMさんに、会話をしてもらったのです。これは「第四の決め手」、「大ボスを倒す秘策」です。**彼女の場合、「第四の決め手」のキーマンは、小学校3年生のMさん自身です。**

子どものMさんが、自由な気分で暮らす中、何を望んでいたのか。どんな自分でいたいと思っていたのか。将来、どんな大人になりたいと思っていたのか。

そうしたことを、時間をかけて、何度も思い出してもらいました。

被害者意識というのは、心の構造上、少し厄介なのです。簡単に克服することは、希にしかありません。

しかしMさんの場合は、こうした多くの「決め手」を結集することで、例外的に半年で急速に回復されました。

**【治癒のポイント】**

一　Mさんは、通常では回復に時間のかかる「被害者意識」に捕まっていました。複雑な状況にある場合、いくつもの「決め手」を順番に実施していくことで、解決に近づくことができます。

二　この事例では一から順番に「決め手」を使っていますが、ご自身で実施する場合には、どこからでもやりやすいところから始めるのがよいと思います。

三　多くの場合、「第一の決め手」の「ホッとする」と、「第二の決め手」の「今に生きる」が基本となり、その次に「第三の決め手」の「踏み固めの法則」か、「第四の決め手」の「大ボスを倒す秘策」のどちらかを選んで利用するとよいでしょう。

第八章

# 第五の決め手

## ―立場を変える―

ここまでのところで、あなたは少し余裕が出てきたとします。

**もし、一〇点満点の落ち込み度が六点以上の、つまり「普段の私」の半分も元気さがない場合や、自分のもっている知恵とか能力を、一〇点満点で五以下の、つまり「普段の私」の半分以下しか能力を使えない状態でしたら、第一章から第六章までのところをもう一度読み直して、そこに書いてある内容を実践してみてください。**

これは、自分で決めるしかないので、じっくりと感じて考えてみてください。

そして、無事に落ち込み度が四以下、能力の点数が五以上の、つまり五〇パーセント以上使える状態になっていたら、次の段階へと進みます。

先を急ぐあまり、焦って自分の状況を実際よりも良いに違いないなどとはくれぐれも思わないでください。

本書に書いてあることは、あなたがうつ病を治した後も、さまざまな出来事の中で役立つからです。この際、しっかりと学んで欲しいと思います。また、それだけの内容を書き込んだつもりです。

## もう一人の「私」に説明してみる

あなたは、ここまでのところで、うつ病を自分で治す方法を習得しつつあります。既に効果が現れ、このままのペースで進めば、良好な結果が得られることも予想できるところまで来ています。

そこで、最後のひと押しとして、効果的な方法をお知らせします。

それは、教えられる立場から、教える立場に替わることです。

よく、車酔いで悩んでいた人が、免許を取ったら問題なくなったという話を聞きます。その他いろいろな問題に悩まされている方でも、自分が主導する立場に立つと、なぜか問題が消えてなくなってしまうのです。

また、人に教えることで、それまで十分には理解できなかったことが、着実に自分のものになったという話も聞くことが多いのではないでしょうか。

もしあなたが、これまでに覚えた方法を誰かに教えることになったら、きっと今まで以上に自分のものにしていただけるし、効果的に活用できるようになります。当然の結果として、まだあなたの中に残っているうつ病の欠片を、一掃することも可能になるのです。

ここで問題になるのは、誰に教えるのかということです。

あなたは回復しつつあるとは言え、まだ不特定多数に向けて精力的に教えるなどというところまでには至っていないですよね。

そこで、一番教えやすい人、少し前のあなた自身をイメージして、その過去のあなたに教えてみることをお勧めします。

最初は、この本の出だしのところまで戻って、少しずつ読んでは、目の前にいる過去のあなたに語って聞かせるという感じです。過去のあなたは逃げ出したりしませんから、落ち着いて、少しずつ教えてみてください。

ご自身がやってきたことですから、それほど難しくはないと思います。

ただし、適当にやってはいけません。「どうせ架空の、それも自分自身に教えるのだから」ということで、いい加減な気持ちになってしまうと、ほぼまったく効果はなくなります。

今は過去の自分に教えるとしても、近い将来、本気で他人に教えるようになるのだと思ってください。そうすれば、真剣にならざるを得ないはずです。

このことは、何も「そのように想定して」というだけでなく、本当にそうなるかもしれません。何しろ我が国には無数のうつ病の方がいて、病院や心理カウンセラーの世話になっている方は、そのごく一部だと思われるからです。

あなたのすぐ横に、明らかにうつ病だと思われる方がいたらどうでしょうか。しかも、その方が自分で自分を治す方法を、あなたは知っているのです。何とかして教えてあげたくなるのではありませんか。

もちろん、本当にうつ病の方に教えるのは、軽々しくできることではありません。ときには、問題を大きくしてしまう危険性もあるからです。

そこで、「人に教える立場」について、段階的に考えてみることにします。

**一　過去の自分に教えるつもりで、「教える立場からの復習」をしてみる。**

**二　周囲のうつ病でない人に、「こんな方法がある」ということを教えてみる。**

**三　真剣に心理カウンセラーの勉強をして、実際のうつ病の方に教える。**

三の「実際のうつ病の方に教える」というのは、きちんと勉強してからでなければ、やってはいけないことです。

でも、二の「うつ病でない人に教える」のは、いつでもできます。そして、あなたがやってきた「**第一の決め手**」から「**第四の決め手**」は、うつ病以外の問題にも広く応用できるので、さまざまな人に教えるチャンスは大いにあるのです。

たとえば、緊張症で悩んでいる人。同じ緊張症と言っても、異性の前で緊張する人もいれば、大勢の前でしゃべれないという人もいます。上がり症の人、感情的になりやすい人など、「ちょっとした問題」だと思っていても、なかなか治らないで、実は深く悩んでいる人たちは大勢いるのです。

そうした人たちに、ここまでに説明してきた決め手は、ほとんどそのまま使うことができます。あなたは、自分自身を治すことで、そうした広い能力を手に入れつつあると言えるでしょう。

## 説明する練習

では、人に説明するために、まずは練習をしてみましょう。

前述しましたように、少し前の自分自身にも分かりやすいように、説明する必要があります。

まず、［図5］～［図8］をそれぞれ一枚の紙に一つずつ大きく描き写してください。

なかなかそこまでは積極的になれないと感じているかもしれませんが、勇気を出しましょう。なにもすぐに誰かに説明しなさいと言っている訳ではありません。前述のように、「説明できるようになること」が、あなた自身に残された問題の消滅に大いに役立つのです。

まず第二章や第三章に掲載されている、［図5］を眺めてみましょう。

これは「ホッとする」図ですね。心理的に困った状態というのは、狭いところへ押し込められているような身動きのできない状態であることは、あなたが一番よくご存知のことだと思います。

そんな状態の人に、どんなふうに説明したらほっとしてもらえるでしょうか。

ちょっと知恵を絞って考えてみてください。

これは、前にも書きましたが、うつ病の人に限ることではありません。たとえば、緊張症の人などは、緊張した状態から動けなくなりますよね。

そのような人に、少しでいいので「ホッとしてもらう」には、どんな説明が適しているでしょうか。本書に書いてある言い回しだけではなくて、ご自身でいろいろと考えてみてください。

次の【図6】は、どうでしょうか。これは、「今に生きる」図です。

悩みの深い人ほど過去のことに囚われて考えてばかりいます。どうしたら今に生きることを教えられるでしょうか。一瞬、今にいたと思っても、私たちはすぐに考え事を始めてしまい、過去の住人になってしまいます。

**「五感を使うと、今にいられる」ということを、覚えているでしょうか。**

あなたは、何秒間、あるいは何分間、今に居続けることができますか。そしてその方法を、どうしたら別の人に伝えられるでしょうか。じっくりと今を味わいながら伝え方を考えてみてください。

うつ病でない一般の方も、今に居続けるのが難しい理由があります。

それは、「今」にいても、じっとしていると自然に、それが「過去」になってしまうからなのです。

それは、まるで下りのエスカレーターに乗っているようなものです。

最上段（今）にいたはずなのに、じっとその場に立っていると、いつの間にかと言うよりも、直後にはエスカレーターで下ってしまっていて、下の段（過去）へ移動しているのです。

すると、「今」に居続けるためには、絶えず「今」、次の瞬間の「今」、また次の瞬間の「今」というように、更新しなければならなくなります。これはけっこう難しいですよね。それを自然にやってくれるのが五感を使うという方法なのです。

では、【図7】の「踏み固めの法則」はどうでしょうか。

心が分断している状態では、「うつ病の私」であろうが「普段の私」であろうが、どちらか一方が強調されると、二つの分断を助長することになってしまいます。でも、「普段の私」に居続けたいと思うのは、無理からぬことでもあります。

では、どんなふうに考えたらよいでしょうか。あなただったら、過去の自分にどんなふうに説明したら分かってもらえると思いますか。

実は「うつ病の私」は、「普段の私」の働き過ぎや楽天的過ぎる傾向、人を信じ過ぎる傾向……などを、適切に調節するはずの部分なのです。もし「普段の私」の一部として働いてくれていれば、それは「うつ病の私」などではなくて、無くてはならない心の機能として働いてくれるはずです。

そんなふうに説明したら、少し前のあなたは納得してくれるでしょうか。

最後に【図8】について考えてみましょう。大ボスを倒す前に、少しずつ点数を稼いでおこうとする図です。

ここで大切なのは、「都合の良い私」を「うつ病の私」の中へ引き入れることではなくて、とにかく「引き入れることのできる、うつ病以外の私」なら、何でもよいということです。贅沢を言うのではなくて、まず、誰でもいいから「うつ病の私」の中へ来てもらえる人に来てもらうのです。

そのためには、むしろ「うつ病の私」に近い性質の「私」を考えると、見付けやすいかもしれません。

過去のあなたの「普段の私」の中に、「うつ病の私」に近い性質のところはあったでしょうか。今のあなたと過去のあなたが協力して探してみてはいかがでしょうか。

こんなふうに、それぞれの図を眺めながら、少し前のあなた自身に、一所懸命に説明して、図の意味や実践的にうつ病を治す方法を教えてみましょう。

## 合わせ技を教える

せっかくですから、もう少し工夫を凝らした教え方も考えましょう。それは、いくつかの「決め手」を組み合わせる方法です。

いろいろ考えられますが、ここでは代表的なものをご紹介します。

それは、【図6】の「今に生きる」と【図7】の「踏み固める」、さらには【図8】の「点数を稼ぐ」方法の組み合わせです。すぐには理解できないかもしれませんので、まずはあなた自身がやってみて、できるようになったら「少し以前の私」に教えてみましょう。

### ▼第一の合わせ技

たとえば、まず、【図8】の「点数を稼ぐ」ところで考えた、「うつ病以外の私」を思い浮かべます。次に、その人になったつもりで五感を働かせるのです。もちろん、「今」に居続けるためです。単に「その気になる」というだけでなく、五感を働かせて「今」に居続けると、一層強力にその人物を「うつ病の私」の中へ引き込むことができます。

これを何回かやってみてください。

この方法は、少し難しいのです。なぜかと言うと、五感を目いっぱい働かせているときは、考え事をしていないので、その人物になっているのかどうか判断しにくいからです。それで、五感を働かせて「今」に居続けたら、次にはもう一度その「うつ病以外の私」になっているかどうか、自分をチェックしてください。それから改めて五感を働かせる、これを繰り返すのです。すると、徐々にその人物になったまま、五感を働かせることができるようになっていきます。

これだけでも相当の効果があります。

もしあなたが説明する立場というよりも、自分でもう一度やってみたいと思ったら、是非そうしてみてください。

## ▼第二の合わせ技

次に、別の組み合わせをやってみます。

前述の**「うつ病以外の私」に、「普段の私」と「うつ病の私」の間の通路を踏み固めてもらう方法です。**「うつ病以外の私」であっても、比較的元気なときと落ち込んでいるときがあるはずです。それを交互に心の中で演じてもらうと、より安全に踏み固めることができるのです。

これも前の例と同様に少し複雑で難しいかもしれません。

しかし、複雑であることや教える立場に立つことは、それ自体があなたを強力にサポートして、うつ病の残骸を一掃する働きがあるのです。

是非、トライしてみてください。

**最後に、［図6］、［図7］、［図8］の三つの方法を全部組み合わせます。**

**つまり、「うつ病以外の私」になって、「今」に居続けながら、気分的に元気になったり落ち込んでみたりするのです。**

これはかなり高度なテクニックが必要になります。

なかなかできないからと言ってがっかりしないでください。わざわざ難しいことにトライしてもらっているのですから。

## ▼第三の合わせ技

ここまでのところを何回か試して頂き、次に、ここまでができていてもいなくても、試して欲しい別の方法があります。

それは、「今」「私は……をしています」「そして、……という気持ちになっています」という三つの要素を、自分自身に実況放送する方法です。

この方法は、「第一の合わせ技」や「第二の合わせ技」と同様の効果があるばかりでなく、特別に強力な力を持っています。

ここで大切なのは、順番です。必ず「今」が最初でなければいけません。つまり、まず五感を使いましょう。次に行動です。「私は……をしています」は、必ず二番めでなければいけません。そして最後に、「そして、……という気持ちになっています」と続けます。

まずはご自身で何回かやってみて、それから少し前のうつ病だったあなたに、教えてみてください。

# 第九章

# どんな人生を生きたいですか

## 治る寸前は、誰でも怖い

うつ病から回復する少し手前の段階は、いろいろと心が不安定になるものです。なぜかと言うと、それまで「私はうつ病だから仕方ない」と考えていた諸々のことすべてについて、「今からは、健常者を基準に考えろ」と言われているように感じるからです。

一年前とか半年前、あるいは三ヵ月前の、今よりも重いうつ状態だった自分と比較すれば、かなり良くなってきたと思えていたとしても、いきなり健常者と比較してしまったら、単に「ダメな人間」になってしまいそうです。

そのために、もう少しで治るという段階になって、急にぶり返しているように見える人も少なくありません。もちろん、本当にぶり返している訳ではなくて、一時的な気分がそうなってしまっただけです。

しかし、だからと言って放っておくと、本当に調子が悪くなってしまうかもしれません。

そこで、**そろそろ不安定になる時期に近づいてきたなと思ったら、「怖くなって、ぶり返したように見えることがある」ことを、あらかじめ知っておく方が都合がよいのです。**

でも、問題は、そのような思いの変化だけではありません。

ようやく会社に出勤したら、それまで仕事のしわ寄せで残業続きだった他の社員から、冷たい目で見られたり、変に同情されたりしたら、居心地は悪いに決まっています。最初は午後だけ出勤して、一ヵ月したら普通に出勤して、「元気になったね」とまた残業が続くようになるかもしれませんね。でもそれは、うつ病になったときと変わらない状態に逆戻りしたことになります。

そうした「急に健常者と比べられてしまう」とか「以前と変わらない状況に追い込まれる」などと直感すると、心は前に進むことを拒んでしまうかもしれません。

せっかくここまで来たのにこれでは悲し過ぎます。

しかし、安心してください。こうした問題は、十分に乗り越えることができます。

それには三つの理由があります。

## ▼以前よりも盤石な心

本書で何回か説明しているとおり、あなたの心は、「普段の私」の中に「うつ病の私」が吸収されることで、以前よりも一回り大きくなった「新普段の私」に進化しています。

ですから、パワーアップしたあなたにとって、「以前と同じ状況」などあり得ないのです。

もちろん、少しの間休憩していたのですから、徐々に社会生活に慣らしていくことは必要でしょうが、それ以上の心配は無用なのです。

## ▼より巧みになった心

前述したように、本来「うつ病の私」は、「普段の私」の働き過ぎや、楽天的過ぎる傾向、人を信じ過ぎる傾向……などを適切に調節するはずの部分なのです。無理し過ぎることなく、能天気に騙されることなく、真面目過ぎることもなく、適切に生活を送るための智恵がそこにあります。


以前の「普段の私」には、それが欠けていたため、うつ病になってしまったのです。

しかし、今のあなたはそうではありません。もっと巧みに考えることができるはずです。

仕事中であっても瞬間的に休息を取ったり、これまで無制限に使っていたエネルギーを温存し、楽しい生活を続けていくことができるはずです。

それが「本当にうつ病が治った証拠」なのですから。

### ▼うつ病になれない心

さらに、あなたが知っておかなければならないことがあります。それは、たとえ「うつ病になりたい」と願ったとしても、本当に治ってしまったあなた、心を統合してしまったあなたには、「うつ病の私」が存在しなくなっていることです。

**つまり、うつ病になることは、もうできなくなっているのです。**

こうしたことをしっかりと踏まえて、焦らずに試運転を始めてみてはいかがでしょうか。

## まだ治らない？

相談者の中には、カウンセリングの期間を終えた後も、電話で相談される方がよくおられます。

「先生、まだ治っていません。ときどきとても辛くなってしまって、暗い気持ちになるんです」

そんな相談が多いですね。

詳しく状況をお聞きすると、会社で大きな問題が起きてとか、奥様（ご主人）と喧嘩をしたなど、それなりにしっかりとした理由があります。

「Aさん、それはあなたが正常である証拠ですよ。そんなことが起きているのに、何も感じなかったら、それは病気ではありませんか。健常者は、嫌なことが起きたら辛い気分になって落ち込むでしょ？」

そう言うと、しぶしぶ納得してくださいます。

もちろん、うつ病が治っていないのではないのです。

当初、多くの向精神薬を飲んでいて普通に話のできなかった方が、「先生、いつになったら治るんですか」と、明るい声で言われます。

お気持ちは分かります。表面的な症状から見ると、いつ治ったのか、治っていないのか、なかなか判断が難しいからです。

そこで効果を発揮するのが、当初から記録し続けていただいた、そのときどきのお気持ちと点数なのです。

第三章の最初のところを読み返してみてください。

あなたが記録し続けてきたノートには、まず最初に、そのときのお気持ちが書き残してあるはずです。それを読みながら、最初のころはどんな気分だったのか、思い出していただきたいのです。

次に、当初ご自身がどのくらい落ち込んでいるかが書いてあるはずです。「健康な状態の人が〇〜三くらいを変動する落ち込みだとすると、今のあなたは五でしょうか、七でしょうか、それとも一〇でしょうか」ということで、記録していただいたはずですね。

次に、普段の智恵とか能力をどのくらい使える状態か、健康な状態の人が七〜一〇くらいだとして、あなたの数値が書き込まれているはずです。

いかがでしょうか。

**ノートに書かれている言葉だけでは分かりにくいかもしれません。それを読みながら、当時の気持ちを思い出してみてください。**

数字で表現すると言っても、基準となる気分が変化すると、器械で測定するようにはいかないと思いますが、それなりに以前の状態を思い出させてくれるはずです。

ともかく、ご自身の過去の状況をしっかりと思い出してみてください。

**心配には及びません。本当に治った方の心は盤石なのです。**

## 心理カウンセラーになったNさん

Nさん（女性・三二歳）が来所されたのは、今から一五年前のことでした。Nさんの悩みは、少し変わっていました。うつ状態であり、やや緘黙症《かんもくしょう》の傾向がありました。何か質問をしても、小さな声で最低限のことを話すだけなのです。

それに、本人が気にしていたのは別のことでした。妄想癖があると言うのです。

これまでに五人のカウンセラーに相談してみたけれども、状態が改善されたことはないと言います。うつ病とか人格障害とか、いろいろ言われたみたいでした。

「私は、すごく残酷なシーンとかを思い浮かべるのが好きなんです。私は、変なんです」

かなり美人の部類に入るであろう顔で、そんな話をされます。表情も決して何かに固執しているようには見えません。

謎を残したまま、まずはうつ状態の解消から始めました。

始めのうち、第一、第二、第三の決め手を使って、カウンセリングを進めようとしましたが、どうも芳しくありません。とても頭脳明晰であることは明らかなのに、何か歯車がかみ合わないのです。成育歴を調べてもそれほど決定的な問題は見つかりません。

こうした知能レベルの高い方の場合、しばしば無意識にカウンセラーの裏をかいて、防衛に走る方もおられます。

でも、Nさんは違うのです。

むしろ真剣で、とても探究心旺盛です。問題に真正面からぶつかろうとする気力があります。それなのに、なぜかうつ状態なのです。

何回かお話を聞くうちに、母親がとても優しい方で、何か問題が起きたときに、Nさんを傷つけまいとして一所懸命に守ってきたことが分かりました。もちろん、母親としては、よかれと思って精いっぱい頑張ってきたのです。

私はNさんの目を見つめました。それから、私の手元にある、彼女の成育歴を書いた紙を眺めました。とても詳しく話してくれたのに、中学一年生のときの記述が抜けています。

彼女は、「特に何も無かった」と言っていた時期です。

「お母さんは、子どものころから、ずっと優しかったのですか」

「ええ……、いえ、中学のころから……」

Nさんの顔が、なぜか急に曇りました。ようやく問題を見付けたと思いました。

「Nさん、どんな人が好きですか」

「さあ、……社交辞令の多い人は、あまり好きではありません」

「社交辞令？　不自然に優しいとか？」

「ええ……」

「どんなふうに、好きではないのかな。不自然に優しい人の、どんなところが」

「何か、得体の知れないような、気味の悪さを感じます」

私は、数分の間、別の話題を話しました。それから、次の話題に移ります。

「残酷なシーンに出てくる人は、優しいですか？」

「いえ、むしろ悲鳴をあげているとかですね」

「それを妄想の中で眺めていると、気分がいいですか？」

「ええ……、気分がいいというか、すっきりする感じです」

「つまり、悲鳴を上げている人には、嘘がないとか」

Nさんは、少しの間、口の中で「嘘がない……」とつぶやいていました。

「あ、そうなんです！　悲鳴を上げている人って、正直なんです」

「Nさん、もしかしてあなたは、本当のことが知りたいのではありませんか」

「え」

Nさんの顔に、さまざまな表情が去来しました。

ここからは、焦りは禁物です。私は時間をかけることにしました。一五分ほどして、話しかけます。

「中学一年生のときに何があったのか、思い出すことはできますか。それとも止めておきますか」

Nさんは、少し困った表情で私を見つめます。でも、すぐには答えません。

それからまた、一五分が過ぎ去りました。

Nさんは、しっかりした声で言いました。

「大丈夫です。思い出します」

そして彼女は、当時、変質者に襲われたことをはっきりと思い出したのです。母親は、何度も「そんなことはなかった」と、言い続けたそうです。娘を守りたかったのでしょう。

「私は、本当のことを知るのが好きなんです」

Nさんは、大粒の涙を流しながら、何度もそう言いました。

「Nさん、あなたの考え方は正しいと思います。私たちの心を守る最大の力は、本当のことから生まれます。そしてあなたは、今、それを勝ち取りましたね」

本当のことを思い出したNさんは、もう緘黙症でもなく、うつ病でもなく、実にしっかりとした探究者になっていました。

その後も私の研究所に通い続けた彼女は、他のところの認可も得て、心理カウンセラーになったのです。

「本当のことが分かると、自分の天職も見えてきますね」

Nさんは、とても嬉しそうでした。

## どんな人生を望みますか

さて、すごく調子の悪い方が立ち直る事例から、比較的元気な方が大いに成功する事例まで、いろいろ織り交ぜながら説明してまいりました。

最後にもう一度確認させていただきたいのですが、うつ病は治りますし、本当に治れば脆弱性が残ることもないし、再発することもありません。そして、うつ病を自ら治した方は、さらにその先に進んでその人なりの成功を手に入れることができます。成功とは、そ

**の人自身が手に入れたいと願う人生を、まさに生きるということです。**

あなたの人生の目的は、ご自身のうつ病を治すことではないはずです。うつ病であるうちは、人生の目的とか目標とか、考えれば考えるほど重荷になるかもしれませんし、考える気分でもないでしょう。そうしたときには、焦らずに手探りで、ほんの少しずつ前に進むしかないのです。

でも、徐々に元気になり、確実にうつ病を治せたら、急がなくてもよいのですが、あなた本来の人生を考えてみませんか。

前述したとおり、自分を見る基準をうつ病から健常者に移動させるときには、多くの方が恐れを感じてしまいます。自分の人生を考えるというのは、これに似た傾向もあります。「何かをなそう」と思うとき、うつ病だった期間が空白の失われた時間に感じることもあるはずです。

少し長期にわたってうつ病だった方の場合には、もしかしたら「今さら」という思いが浮かんでくるかもしれません。

しかし、事実は異なります。

よく言われることだと思いますが、本当に人生に無駄はないのです。

[図13] じっとしている心と動き始めた心

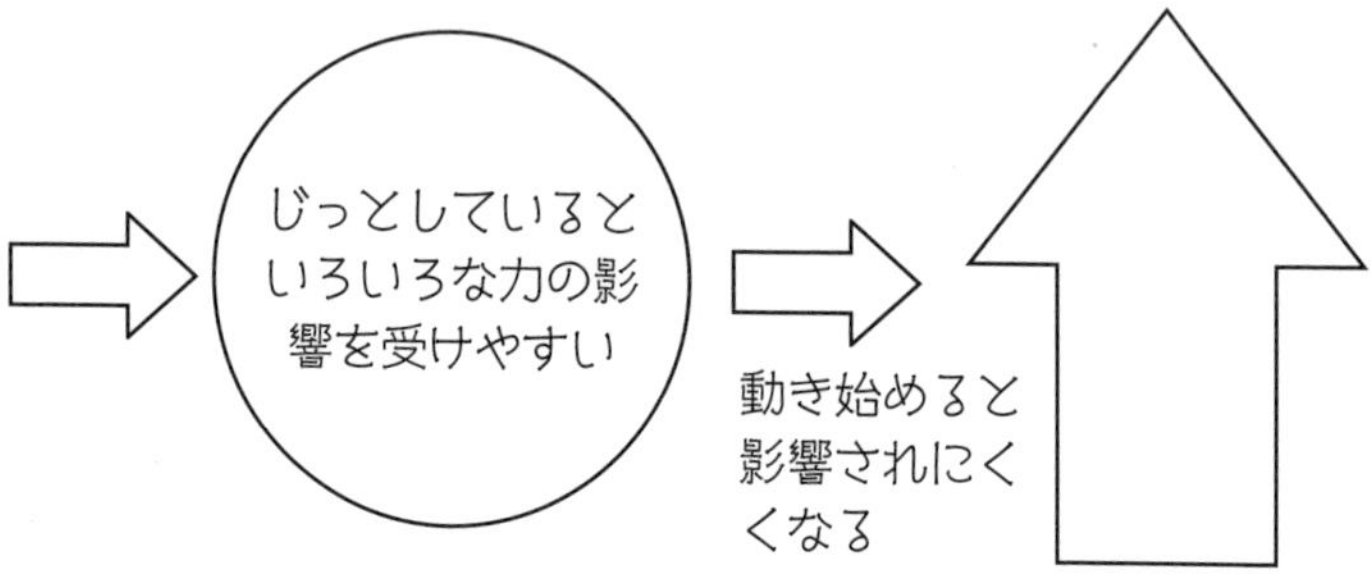


あなたは、ご自身の人生を考えることで、大きな力を得るはずです。そしてそのとき、うつ病だった期間ですら大いにその人生に貢献することを知るのです。

[図13] を見てください。

じっとしている心のままで、平常心を保つのは簡単なことではありません。小さなことからもすぐに大きな影響を受けてしまうからです。

でも、あなたの心自体が人生の目標に向かって進み始めると、小さなことは気にならなくなります。

よく「早く元の元気な状態に戻りたい」と言われる方がいます。私はその都度、「心は元にはもどりません。必ず前に進んで成長するだけなのです」とお答えします。

高校生のときにうつ病になり、三〇歳で私のところへ来られた方に、「あなたは高校生に戻りたいと思いますか」などとお聞きすることもあります。

心は、前に進んで成長するのです。後戻りはしません。

あなたは、これからどんな人生を歩むのでしょうか。

世の中には、三歳からバイオリンを習い始めた有名なバイオリニストとか、親とキャッチボールを始めて小学校、中学校で野球部を続け、甲子園で優勝し、プロになって、大リーグへ移籍して……などという、分かりやすい人生もあります。そして、そのような分かりやすい人生に、人々は拍手喝さいを送ります。

それに比べると一般の私たちの人生は細切れで、とても複雑で、ふらふらしているように感じがちではないでしょうか。自分でも何をしてきたのか分からないとか、目的がそのときどきで変わってしまっていて、大きな志などないように感じてしまうのです。

しかし、本当にそうでしょうか。

自分の人生をじっくりと思い出してみてください。本当にばらばらでしょうか。一見ば

## ［図 14］人生のベクトルを描く

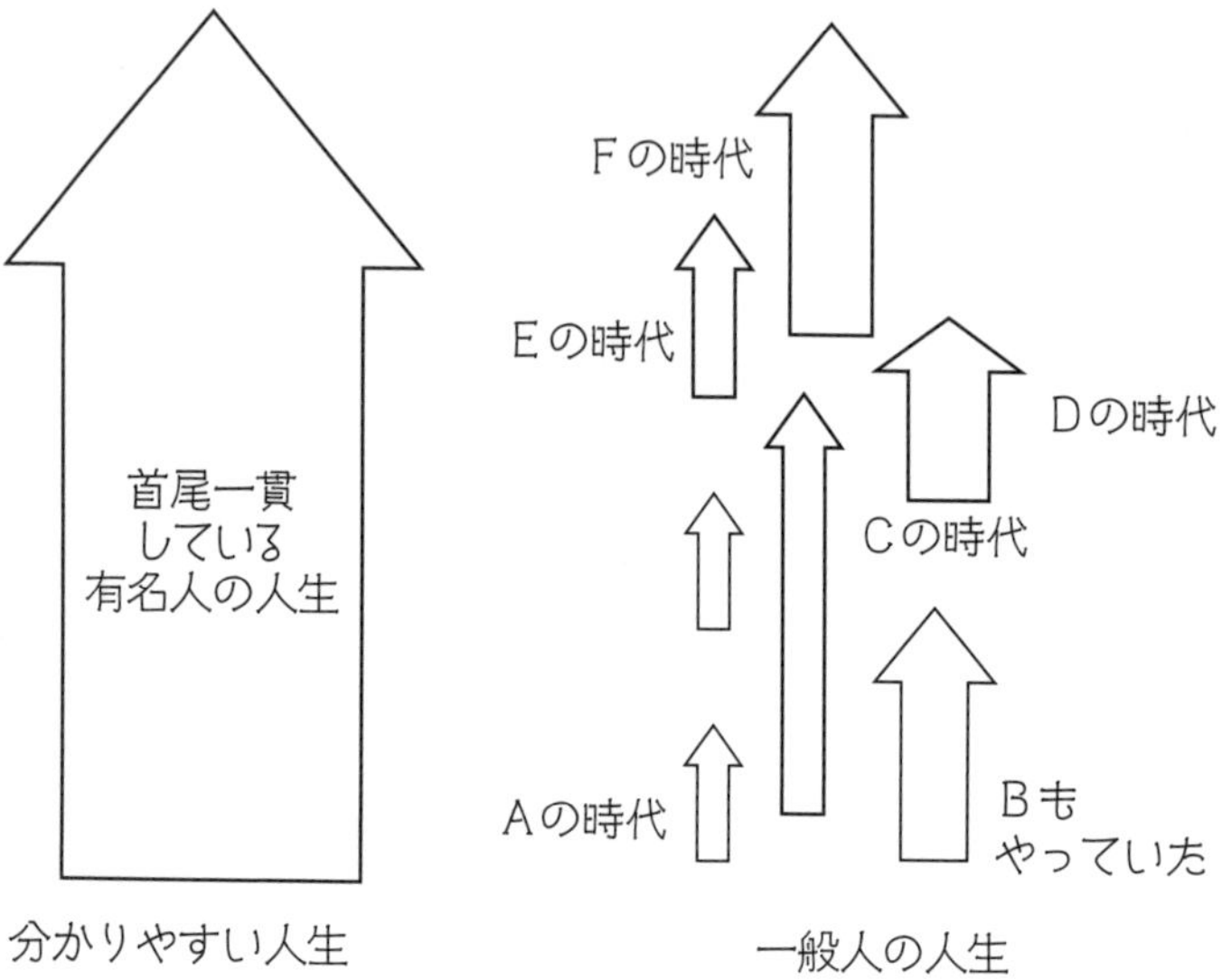


らばらに見える人生も、本当に掘り下げて考えてみると、実は一つの大きな物語になるのです。

たとえば、AとBをやっていたので、Cを始めることになり、これが契機になってDとそれに続くEの時代（うつ病の時代）がやってきました。そして、前の時代があったからこそ、これまでの人生を統合するFの時代がやってきたのです［図14］。

こんなふうに考えると、私たち一般人の人生も捨てたものではありません。こうした物語をしっかりと描くことができれば、「ああ、

[図 15] 同じように力強い人生

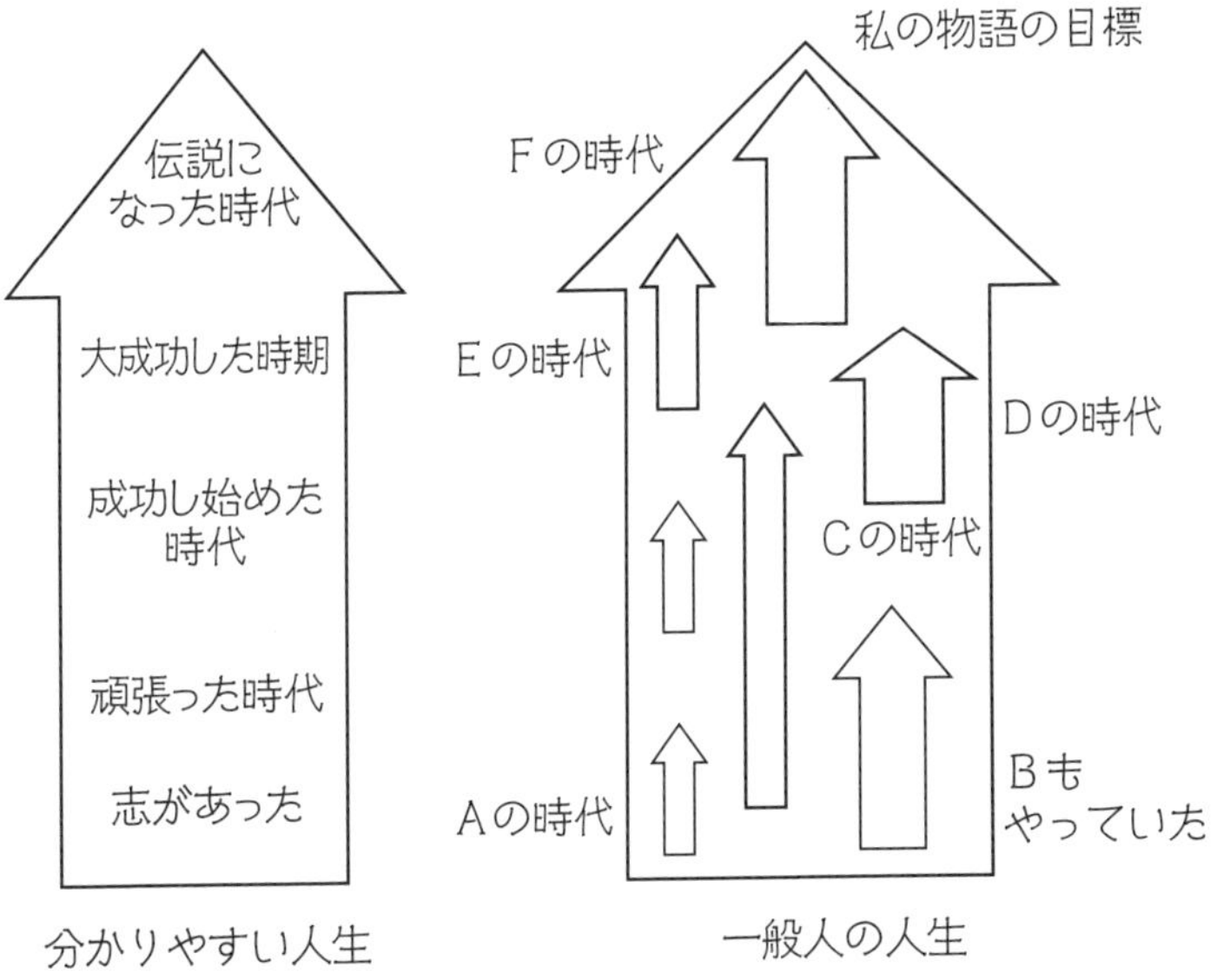


私の人生も必然の流れだったのだ。私は天に導かれるようにして、この一度きりの人生を生きてきたし、これからも生きていくのだ」、と思えるようになるのです。

このときベクトルは、大きければ大きいほど大きな自信につながりますので、是非、上手に物語を作ってみてください［図15］。

一年に一回、自分の人生を振り返り、物語を作りなおしてもよいのです。

そして、始めのうちは「物語を上手に創る」ことに専念して欲しいのですが、何回か繰り返しているうちに、あなたは別のことに気付くと思います。

それは、「この物語は創作したものではなくて、本当の私の人生そのものなのだ」ということです。

もちろん、それが真実です。

私たちは、誰であれ、全員、大きな立派な物語の人生を歩んでいるのです。

おわりに

# さらに詳しく知りたい方のために

新しい心理学の時代がやってきました。

人類史上初めて、心そのものの構造と原理を解き明かした理論、「統一場心理学《とういつばしんりがく》」（文献1）と、その実践方法「量子脳《りょうしのう》メソッド」が登場したのです。これによって皆さんは、ご自身の心の状況を手にとって見るように理解でき、自在にコントロールできるようになりました。

本書は、その入り口に当たります。「うつ病が完治する」という重要な課題を突破口として、皆さんを新しい時代へお誘いしようと考えました。

統一場心理学には、バックボーンとなる一つの物理学上の学説があります。

今から四〇年近く前に、日本の高橋、梅沢の両博士が、「脳量子場理論」という考え方を発表しました（文献2）。近年では、理論物理学の世界的な発見であるとされるヤスエ方程式で有名な保江邦夫氏(注1)や治部眞里氏(注2)が、この研究を進めておられます（文献3、4）。

私は、統一場心理学や量子脳メソッドの正当性を説明するために、さまざまな文献を調べる中で、この脳量子場理論と出会いました。そしてこの学説は、私が二五年かけて構築し続けてきた統一場心理学の考え方と、極めて高度に合致するものであることを知ったのです。私は、一〇年ほど前に実際に治部氏にお会いしましたが、その後、世界で目覚ましい活躍をされています。

現在までに人類が知り得た知識の中で、脳量子場理論以外に心そのものを説明し得る学説は存在しないと思います。従来の考え方からなかなか抜け出せなかった世界の学界も、そろそろこの考え方を受け入れざるを得ない段階に来ているのではないでしょうか。

私は、これまでに皆さんの参考になると思われる本を数冊書かせていただいております（文献5〜8）。

本書に書かれていることについて、さらに知りたい方は、ぜひ次に示した文献をご参照ください。

## 文献

（1）吉家重夫『統一場心理学の考え方』知道出版（二〇一二年）
（2）Stuart C.I.J.M., Takahashi Y. and Umezawa H., Mixed-system brain dynamics: neural memory as a macroscopic ordered state. Foundations of Physics Vol.9,pp.301-327（1979）
（3）治部眞里、保江邦夫『脳と心の量子論』講談社ブルーバックス（一九九八年）
（4）治部眞里、保江邦夫『1リットルの宇宙論』海鳴社（一九九一年）
（5）吉家重夫『ラクしてトクする思春期のなやみ方』ごま書房（二〇〇三年）
（6）吉家重夫『困った心の出口が見える』現代書林（二〇〇〇年）
（7）吉家重夫『あがり症が解消する』Kindle（二〇一六年「心がなおる物語」

シリーズ①）

（8）『老人性鬱が解消する』Kindle（二〇一六年「心がなおる物語」シリーズ②）

（注1）保江邦夫（やすえ くにお）

一九五一年岡山市生れ。理論物理学者、数学者、理学博士。武術家であり、合気道、大東流合気柔術を経て、冠光寺流柔術を創始。岡山の朝日高校を出て東北大学理学部卒業。京都大学大学院理学研究科、博士課程、名古屋大学大学院理学研究科博士課程修了。ジュネーブ大学理学部理論物理学科講師を経て現ノートルダム清心女子大学大学院教授。

（注2）治部眞里（じぶ まり）

ノートルダム清心女子大学情報理学研究所助教授、文部科学省科学技術政策研究所第一調査研究グループ上席研究官を経て、二〇〇八年より科学技術振興機構イノベーション推進本部知識基盤情報部知識基盤高度化担当副調査役（エキスパート）、二〇一三年四月より Consultant, Directorate for Science,

Technology and Industry, OECD。
MBA(McGill大学院)・博士(医学：岡山大学)。The 11th European Meeting on Cybernetics and Systems Researchにおいて最優秀論文賞受賞。文部科学省科学技術政策研究所客員研究官、放送大学非常勤講師。

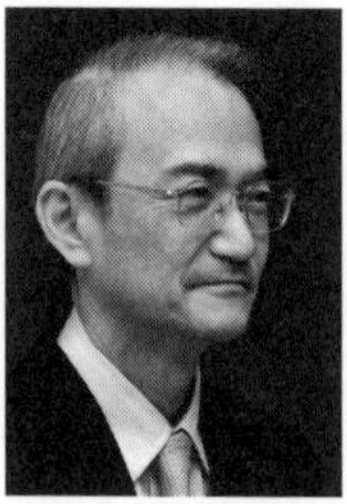

**吉家重夫（よしいえ しげお）**

心理カウンセラー。1976年、早稲田大学理工学部修士卒業。大手製薬会社研究所勤務。新薬の合成研究を進める一方で、統計、心理学、脳科学などを研究。1989年、同社を退職。心理カウンセラーとして独立。東急カルチャースクール講師。（有）応用心理研究所、及び日本心理アドバイザー協会を設立。2000年から「統一場心理学」とその実践方法「量子脳メソッド」の普及活動を続け、現在に至る。

著書に『統一場心理学の考え方』（2012年・知道出版）、『ラクしてトクする思春期のなやみ方』（2003年・ごま書房）、『困った心の出口が見える』（2000年・現代書林）、電子書籍『あがり症が解消する』（2016年・kindle）など多数。

〒225-0011　神奈川県横浜市青葉区あざみ野 2-34-14
有限会社 応用心理研究所
TEL：045-901-5383　FAX：045-901-4110
E-mail：info@moment21.com
URL：http://www.moment21.com/shinri/

# うつは自分で治せます。

2018年1月11日　初版第1刷発行

著　者：吉家重夫
発行者：藤本敏雄
発行所：有限会社万来舎
〒102-0072
東京都千代田区飯田橋 2-1-4 九段セントラルビル 803
電話　03（5212）4455
E-Mail letters @ banraisha.co.jp
デザイン・装幀：市川由美
印刷所：日本ハイコム株式会社


ISBN978-4-908493-19-5